2025年版

ユーキャンの

管理栄養士

{ これでOK! }

要点まとめ

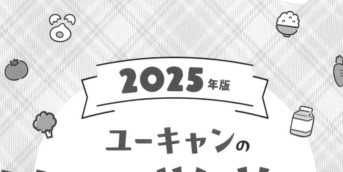

要点まとめ

 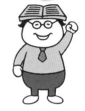

ここが 特長 ≫≫≫≫≫

◉ 横断的に見て分かる＆解いて覚える

ユーキャンの管理栄養士『これで OK！要点まとめ』は、過去の出題実績から 100 の重要事項を厳選。これらを 100 テーマとして図解ですっきりまとめました。各テーマの「理解度チェック」はいずれも過去問準拠。得点力 UP をお手伝いします。

◉ 最新の出題基準（ガイドライン）に対応
令和 7 年試験に向けた効率学習のための工夫

令和 7 年試験のため、テーマごとに関連する科目やあわせて学習すると効果的なテーマ NO. を表示。さらに巻末では、過去問レベルの練習問題で応用力試験の対策が可能。「日本人の食事摂取基準」や「国民健康・栄養調査」、年表等を掲載しています。付属の赤シートを活用すればインプットにも役立ちます。

◉ 自宅で、職場で、学校で

気軽に持ち歩いて学習できるのも携帯性に優れた本書ならでは。反復学習こそが合格への最短距離です。通勤通学やちょっとした空き時間の学習に、ウィークポイントの洗い出しに、試験直前の最終チェックに…。本書を有効にご活用ください。

目次

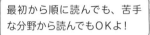

最初から順に読んでも、苦手な分野から読んでもOKよ！

第❸章 ライフステージ・ライフスタイル別の栄養マネジメントに関する知識

第❹章　健康・栄養・食品に関する統計・資料や制度に関する知識

管理栄養士国家試験
出題基準（ガイドライン）について

　出題基準（ガイドライン）は、試験の出題範囲や水準を示すもので、おおむね4年に1度改定が行われています。

　2023（令和5）年2月、厚生労働省より新しい出題基準が公表され、2024（令和6）年の第38回国家試験より適用されました。

　この改定では、管理栄養士に今後ますます必要とされる「多職種連携」に関する知識や技能、法律や制度の改正に対応した栄養管理について、項目の整理や見直しが行われました。

　本書は、新ガイドラインに準拠した内容になっているので、求められる知識や技能をしっかりと学習できます。

＜新ガイドラインのポイント＞

◇個人や集団に対する栄養管理の視点が重要

　各ライフステージの特徴、小児期や高齢期の栄養管理の拡充など、個人や集団、地域を常に栄養管理という視点から見ることが強調されています。

◇応用力試験がますます重視される

　応用力試験の出題のねらいと範囲は明確です。病院や自治体、各種施設や企業など、さまざまな職場に勤務する管理栄養士がそれぞれの課題にどう対応するか、その能力が問われます。個々の患者の栄養管理や栄養指導、公衆栄養的な対策やプラン、各施設の給食管理など、出題内容はきわめて実践的です。巻末の「過去問題から学ぶ　応用力試験」は、そうした実践的能力をきたえるのにとても役立ちます。

■ 管理栄養士国家試験　出題数の配分と科目別出題のねらい

科目名	出題のねらい	出題数
社会・環境と健康	○健康とは何か、そして人間の健康を規定する要因としての社会・環境に関する知識を問う。 ○人々の健康状態とその規定要因を測定・評価し、健康の維持・増進や疾病予防に役立てる考え方とその取組についての理解を問う。 ○保健・医療・福祉制度や関係法規の概要についての知識を問う。	16問
人体の構造と機能及び疾病の成り立ち	○人体の構造や機能についての系統的な理解を問う。 ○主要疾患の成因、病態、診断及び治療についての知識を問う。	26問
食べ物と健康	○食品の分類、成分及び物性を理解し、人体や健康への影響に関する知識を問う。 ○食品素材の成り立ちについての理解や、食品の生産から加工、流通、貯蔵、調理を経て人に摂取されるまでの過程における安全性の確保、栄養や嗜好性の変化についての理解を問う。 ○食べ物の特性を踏まえた食事設計及び調理の役割の理解を問う。	25問
基礎栄養学	○栄養の基本的概念及びその意義についての理解を問う。 ○エネルギー、栄養素の代謝とその生理的意義についての理解を問う。	14問
応用栄養学	○栄養ケア・マネジメントの考え方についての理解を問う。 ○食事摂取基準策定の考え方や科学的根拠についての理解を問う。 ○各ライフステージの特徴や運動・スポーツ、環境の生体への影響に基づいた栄養ケア・マネジメントについての理解を問う。	16問
栄養教育論	○栄養教育の目的に応じた理論と技法についての理解を問う。 ○対象者の社会・生活環境や健康・栄養状態の特徴を考慮し、理論や技法を応用した栄養教育の展開についての理解を問う。	13問
臨床栄養学	○傷病者や要支援者・要介護者の栄養ケア・マネジメントについての理解を問う。 ○疾病の治療・増悪防止や栄養・食事支援を目的として、個別の疾患・病態や栄養状態、心身機能の特徴に応じた適切な栄養管理の方法についての理解を問う。なお、小児期は成長に必要な栄養素量、また、高齢期はフレイルなどの加齢による身体・生理機能変化及び多疾患併存を考慮した栄養管理の方法についての理解も問う。	26問
公衆栄養学	○わが国や諸外国の健康・栄養問題に関する動向とそれらに対応した主要な栄養政策についての理解を問う。 ○地域診断を通じた集団・地域における人々の健康・栄養状態及び社会・生活環境の特徴に基づいた公衆栄養活動についての理解を問う。	16問
給食経営管理論	○給食の意義及び給食経営管理の概要についての理解を問う。 ○特定多数人に食事を提供する給食施設における利用者の身体の状況、栄養状態、生活習慣などに基づいた食事の提供に関わる栄養・食事管理についての理解を問う。 ○給食の運営方法とそのマネジメントについての理解を問う。	18問
応用力試験	○個人又は集団のライフステージ、ライフスタイル、身体状況、栄養状態、食環境等の状況を踏まえ、管理栄養士として、多職種連携による栄養ケア・マネジメント等を実践する上で必要とされる知識、思考・判断力を問う。 ○地域診断に基づき、社会資源を有効活用し、食環境整備等のアプローチも含めて地域の栄養課題の解決を図る上で必要とされる知識、思考・判断力を問う。	30問

本書の使い方

Link ▶ 24、41、50

テーマ

管理栄養士国家試験でよく出題される重要項目を100のテーマに厳選。いずれも必須事項です。関連科目を略称で表示し、あわせて学習すると効果的なテーマ No. を Link ▶で表示しています

● 科目の略称 ●

社会→社会・環境と健康
人体→人体の構造と機能
　　　及び疾病の成り立ち
食べ物→食べ物と健康
基礎→基礎栄養学
応用→応用栄養学
教育→栄養教育論
臨床→臨床栄養学
公衆→公衆栄養学
給食→給食経営管理論

（社会）（人体）（臨床）（食薬）

23 糖尿病

■ 糖尿病の概要

- 膵臓からのインスリンの分泌や末梢組織におけるインスリン感受性が低下することにより、血糖値が上昇する疾患である
- 成因により1型糖尿病、2型糖尿病のほか、特定の機序・疾患によるものと妊娠糖尿病の4つに分けられる
- 耐糖能異常が長く続くことで血管や神経が障害され、3大合併症の糖尿病網膜症、糖尿病腎症、糖尿病神経障害をはじめとして、さまざまな合併症が引き起こされる

解説

テーマのポイントを簡潔にまとめました。特に赤字は覚えておきたい重要事項！

■ 1型糖尿病と2型糖尿病

	1型糖尿病	2型糖尿病
発症のしくみ	主に自己免疫を基礎にした膵B（β）細胞破壊	遺伝因子に過食（とくに高脂肪食）、運動不足などの生活習慣上の要因が加わると発症しやすくなる
発症年齢	子どもや若年者	中高年
肥満度	肥満とは関係がない	肥満または肥満の既往が多い
全体の割合	1～2%	95%以上
インスリン分泌能	著しく低下または破壊	多くは軽度低下
インスリン抵抗性	なし	あり
治療	インスリン注射が必須	食事療法と運動療法が基本、必要に応じて薬物療法を行う
糖尿病昏睡	ケトアシドーシス性昏睡	高血糖高浸透圧性昏睡
進行度合	急激	ゆるやか

糖尿病が強く疑われる人は、20歳以上の男性で19.7%、女性で10.8%もいるのよ

関連キーワード

テーマに関連する重要語句です。一緒に覚えて得点力アップを図りましょう

⊙関連キーワード <<<<<<<<<<<<<<<<<<<<<<

- ● 耐糖能異常…血糖値が上昇する病態
- ● HbA1c…赤血球のたんぱく質であるヘモグロビン（Hb）にブドウ糖が結合したもの。過去1～2か月間の平均血糖値を反映する指標

60

＊ここに掲載しているページは「本書の使い方」を説明するための見本です。

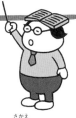

栄 先生
さかえ

すっきり navi

テーマの内容や出題される
ポイントを分かりやすく図
にすっきりとまとめました

エーちゃん

ヨー子さん

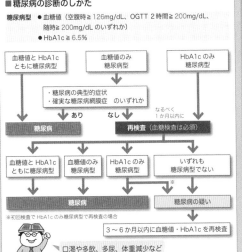

すっきり navi

■糖尿病の診断のしかた

糖尿病型 ● 血糖値（空腹時 ≧ 126mg/dL、OGTT 2 時間 ≧ 200mg/dL、随時 ≧ 200mg/dL のいずれか）

　　　　　 ● HbA1c ≧ 6.5%

```
┌─────────────┐   ┌─────────┐      ┌─────────┐
│血糖値と HbA1c │   │血糖値のみ │      │HbA1c のみ │
│ともに糖尿病型 │   │糖尿病型  │      │糖尿病型  │
└──────┬──────┘   └────┬────┘      └────┬────┘
```

　　　　　　　　　　・糖尿病の典型的症状
　　　　　　　　　　・確実な糖尿病網膜症　のいずれか

　　　　　　　　　　↓ あり　　なし ↓　　なるべく 1 か月以内に

糖尿病　　　　　　　　**再検査**（血糖検査は必須）

```
┌─────────────┐ ┌─────────┐ ┌─────────┐ ┌─────────┐
│血糖値と HbA1c │ │血糖値のみ │ │HbA1c のみ │ │いずれも  │
│ともに糖尿病型 │ │糖尿病型  │ │糖尿病型  │ │糖尿病型でない│
└─────────────┘ └─────────┘ └─────────┘ └─────────┘
```

糖尿病　　　　　　　　　　　　　　　　糖尿病の疑い

※初回検査で HbA1c のみ糖尿病型で再検査の場合

3 ～ 6 か月以内に血糖値・HbA1c を再検査

口渇や多飲、多尿、体重減少など
が糖尿病の典型的症状です

出典：日本糖尿病学会「糖尿病診療ガイドライン 2024」より作成

第2章

理解度チェック

過去の国家試験に準拠
した問題。正文問題は
丸暗記することをおす
すめします

◉理解度チェック ▷▷▷▷▷▷▷▷▷▷▷▷▷▷▷ ☑

□1 2 型糖尿病は遺伝因子が関わる
□2 初診時の早朝空腹時血糖値 128mg/dL であれば、糖尿病型と診断できる
□3 糖尿病神経障害は、尿中微量アルブミンの出現で診断される

解答
1. ○ / 2. ○ / 3.

シートでチェック

付属の赤シートが
学習効果を高めます

キャライラスト／平井きわ
本文イラスト／スタートライン
村上達人

本書の使い方（資料編）

日本人の食事摂取基準

「策定の基本的事項」と「活用に関する基本的事項」から特に重要な表を厳選しました。基礎を押さえて全体の理解に役立てましょう

● 日本人の食事摂取基準 2020 年版 ●

「日本人の食事摂取基準 2020 年版」は、2020（令和 2）から 2024（令和 6）年度の 5 年間使用されます（2020 年版のポイントは p248 参照）。

■ 策定の目的
これまでの健康の保持・増進、生活習慣病の発症予防と重症化予防に、新たに高齢者の低栄養予防やフレイル予防が加えられました。

■ 対象とする個人並びに集団の範囲
健康な個人並びに健康な人を中心として構成されている集圧、脂質異常、高血糖、腎機能低下に関するリスクを有してい保健指導レベルにある者まで）を含む。

■ 基本的な構成
総論、各論、参考資料の 3 つから構成されています。総論定方針」「策定の基本的事項」「策定の留意事項」「活用に的事項」「今後の課題」に分けて、各論ではエネルギーと栄養素について記述されています。参考資料の「対象特性婦・授乳婦」「乳児・小児」「高齢者」についてまとめら

国民健康・栄養調査

試験頻出のデータを掲載。年次結果のポイントや年次推移の傾向などを把握しておきましょう

● 令和元年国民健康・栄養調査 ●

＊国民健康・栄養調査は新型コロナウイルス感染症の影響で令和 3 年まで中止。令和 4 年分を集計中。

■ 肥満者（BMI ≧25 kg/m²）の割合（20 歳以上、性・年齢階級別）

※妊婦除外
（参考）「健康日本 21（第 2 次）」の目標
適正体重を維持している者の増加（肥満（BMI25 以上）、やせ（BMI18.5 未満）の減少）
目標値　20〜60 歳代男性の肥満者の割合　28%
　　　　40〜60 歳代女性の肥満者の割合　19%

■ 肥満者（BMI ≧25 kg/m²）の割合の年次推移（20 歳以上）

公衆衛生・公衆栄養活動の歴史

公衆衛生・公衆栄養活動の歴史について、日本と諸外国を対比しながら、その流れを押さえましょう

● 公衆衛生・公衆栄養活動の歴史 ●

西暦	和暦	事項
1884	明治 17	海軍の兵食改革 高木兼寛が脚気予防のために兵食を改良
1920	大正 9	国立栄養研究所設立 初代所長に佐伯矩が就任
1924	13	世界初の栄養学校設立 佐伯矩が私立の栄養学校を設立
1937	昭和 12	「保健所法」公布 保健所の設置と保健所への栄養士配置が定められる
1938	13	厚生省創設 内務省の衛 栄養研究所
1941	16	第 1 回日本 国立栄養研
1945	20	「栄養士規則 大日本栄養 「国民栄養
1946	21	厚生省に栄 ⑩「WHO
1947	22	「栄養士法 「栄養士規 士資格が法
1948	23	「医療法施行 100 床以上 ⑩ 国際連合 ⑩「公衆衛

よくでる人名

過去問に頻出の人名をまとめました。
業績と関連させて覚えておきましょう

全部覚えて得点アップをねらおう!!

● よくでる人名 ●

アトウォーター	糖質、脂質、たんぱく質の生理的燃焼値を整数化したエネルギー換算係数を提唱。アトウォーター係数と呼ばれ、今日も用いられている
ウイリアムズ	ビタミン B₁ を合成してチアミンと命名。パントテン
ウィンスロー	公衆衛生を「地域社会の組織的な努力（organized community efforts）によって健康の保持増進を図る技術であり、科学である」と定義した
エイクマン	鶏の白米病（脚気）から未知の栄養素（のちのビタミン）の欠乏を推定
エムデンとマイヤーホフ	糖質の代謝過程である解糖系を発見
オズボーンとメンデル	各種アミノ酸の成長試験により、制限アミノ酸の概念を誕生させた

国民健康・栄養調査

試験頻出のデータを掲載。年次結果のポイントや年次推移の傾向などを把握しておきましょう

よくでる人名

過去の国試に出題された重要人物を厳選。実はこれが、侮れない得点源なのです

242

第 **1** 章

人体のしくみと
栄養素の役割に
関する知識

1 人体の構成

■ 細胞の構造と機能

- 通常1つの細胞に1つの核があるが、骨格筋細胞など、複数の核をもつものがある
- 核は核膜孔を通して物質交換を行う
- 卵子や精子などの生殖細胞は減数分裂によってつくられる

■ ミトコンドリア

- 自己複製することができる
- ミトコンドリア DNA は、母親由来である
- 外側は滑らかな楕円形、内膜はクリステ（ひだ状や指状の突起）を形成している

■ 主な上皮組織の種類とその部位

名称	部位と特徴
単層扁平上皮	血管内皮、リンパ管、漿膜、肺胞
単層立方上皮	外分泌腺の導管、腎尿細管、細気管支
単層円柱上皮	胃や腸などの消化管（吸収や分泌を行う）
重層扁平上皮	皮膚、口腔、口唇、食道、腟、肛門
多列線毛上皮	気管、気管支、卵管、精管（上皮に線毛があるのが特徴）
移行上皮	腎盂、膀胱、尿管（伸展性があり、膀胱などの容積変化に対応できる）

上皮組織は、体表や体腔、器官、脈管などの内面を覆い、内部の保護、吸収、分泌、呼吸、感覚などに関係します

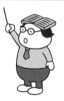

⊙関連キーワード <<<<<<<<<<<<<<<<<<<<<

- 漿膜…胸腔、心膜腔、腹腔などの体腔の壁の内面や、肺、心臓、腸などの体腔内に収納されている器官を覆っている薄い膜

すっきりnavi

■細胞の構造と働き

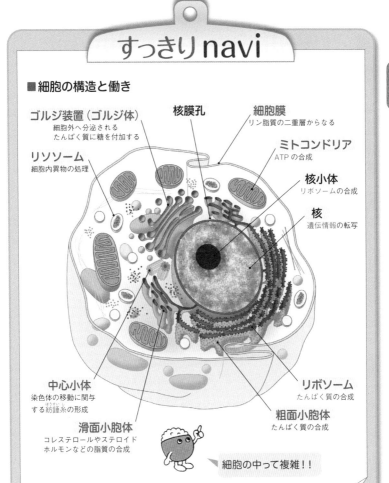

ゴルジ装置（ゴルジ体）
細胞外へ分泌される
たんぱく質に糖を付加する

核膜孔

細胞膜
リン脂質の二重層からなる

リソソーム
細胞内異物の処理

ミトコンドリア
ATP の合成

核小体
リボソームの合成

核
遺伝情報の転写

中心小体
染色体の移動に関与
する紡錘糸の形成

リボソーム
たんぱく質の合成

粗面小胞体
たんぱく質の合成

滑面小胞体
コレステロールやステロイド
ホルモンなどの脂質の合成

▼ 細胞の中って複雑！！

◉理解度チェック >>>>>>>>>>>>> ☑

□1 食道は、重層扁平上皮に覆われている

□2 ゴルジ体では、ATP の合成が行われる

□3 滑面小胞体では、グリコーゲン合成が行われる

解答..

1.○／**2**.× ゴルジ体では、たんぱく質に糖が付加される。ATP の合成が行われるのはミトコンドリア／**3**.× 脂質の合成が行われる

2 酵素

人体 基礎

■ 一般的性質

● 酵素は、基質から生成物に変化するために必要な活性化エネルギーを低下させて、化学反応を進みやすくしている
● アイソザイムは、同一反応を触媒するアミノ酸配列の異なる酵素群

■ 酵素活性の調節

● 阻害剤は酵素の活性部位に結合して酵素の反応速度を抑制する物質

> 競合阻害（拮抗阻害）：基質とよく似た構造をもつ阻害剤が酵素の活性部位に結合し基質と酵素の結合を妨げること
> 不競合阻害（不拮抗阻害）：阻害剤が酵素－基質複合体にのみ結合することで起こる阻害
> 非競合阻害（非拮抗阻害）：阻害剤が酵素および酵素－基質複合体のいずれかの活性部位から離れた場所に結合する阻害

● 活性部位以外の部位（アロステリック部位）へのリガンドの結合によって生じる現象をアロステリック効果という
● 律速酵素は、代謝経路で最も遅い反応を触媒する

■ 主な酵素とその特徴

● HMG-CoA レダクターゼはコレステロール代謝の律速酵素で、コレステロールによるフィードバック制御を受ける
● たんぱく質リン酸化酵素（プロテインキナーゼ）は、リン酸をたんぱく質に結合させる

> 生体内の化学反応は酵素で調節されているのね

◎関連キーワード <<<<<<<<<<<<<<<<<<<<<<<<<

● **リガンド**…基質のように酵素などに特異的に結合する物質のこと
● **フィードバック制御**…ある代謝経路の生成物が、その経路の上流の特定の酵素を制御するしくみ

すっきりnavi

■酵素の構造と基質特異性

酵素と反応する物質を基質、反応の結果できるものを生成物という。
酵素は特定の基質にのみ作用する基質特異性を示す

■アロステリック酵素の活性阻害

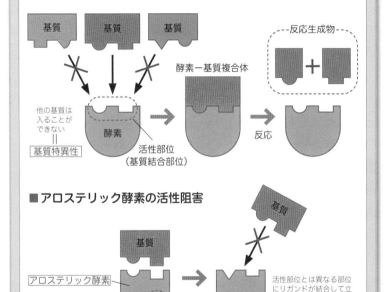

他の基質は入ることができない
＝
基質特異性

活性部位
（基質結合部位）

酵素ー基質複合体

反応

反応生成物

アロステリック酵素

アロステリック部位

アロステリックエフェクター
（活性部位と異なる部位に結合するリガンド）

基質

活性部位とは異なる部位にリガンドが結合して立体構造を変化させるため、基質が結合できない

◉理解度チェック

☑

□1 化学反応の活性化エネルギーは、酵素によって低下する
□2 律速酵素は、代謝経路で最も速い反応に関与する
□3 プロテインキナーゼとは、たんぱく質分解酵素のことである

解答

1．○／2．× 最も遅い反応に関与する／3．× たんぱく質リン酸化酵素のこと。
たんぱく質分解酵素はプロテアーゼ

3 穀類

食べ物 基礎

■ 米

- 主要たんぱく質はオリゼニン。100g 当たりのたんぱく質含量は、水稲より陸稲が多い
- 脂質やビタミン B₁ は、ぬか層と胚芽に多い
- うるち米はアミロース含量が約 20％で、残りがアミロペクチン。もち米にはアミロースは含まれず、アミロペクチンが 100％
- 炊飯による米飯の甘味の増加は、アミラーゼの作用による
- アミノ酸組成はリシン（リジン）が少なく、アミノ酸スコア（2007年アミノ酸評点パターン 1〜2 歳用）は 69（精白米）

■ 小麦粉

- 主要たんぱく質はグルテニンとグリアジン。水とともにこねることでグルテンが形成される
- アミノ酸スコアは低く 38 〜 44（薄力粉 44、中力粉 42、強力粉 38）

■ とうもろこし

- 主要たんぱく質のゼイン（ツェイン）は、アルコール可溶性
- 缶詰のスイートコーンには、未熟種子が用いられる

◉関連キーワード <<<<<<<<<<<<<<<<<<<<<

- **アミロースとアミロペクチン**…でんぷんの成分。ヨウ素でんぷん反応でアミロースは青紫色を、アミロペクチンは赤紫色を示す
- **アミノ酸スコア**…評価したいたんぱく質のなかで、一番不足している必須アミノ酸（第一制限アミノ酸と呼ぶ）の量を、アミノ酸評点パターンのなかの同じアミノ酸の量で割った値。100 以上で満点。100 に近いほど良質なたんぱく質食品といえる
- **グリアジン**…アルコール可溶性たんぱく質で水には溶けない

すっきりnavi

■小麦粉の分類と用途

たんぱく質含量によって硬質小麦、中間質小麦、軟質小麦に分類される。
硬質小麦は強力粉、中間質小麦は中力粉、軟質小麦は薄力粉に加工される

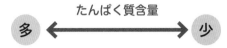

たんぱく質含量

多 ←→ 少

	11.8%	9.0%	8.3%
	強力粉	中力粉	薄力粉
特等粉	高級食パン	フランスパン	てんぷら粉
1等粉	食パン	そうめん	菓子
2等粉	マカロニ	うどん	菓子
3等粉	麸	菓子	菓子

小麦粉の等級は、ふすま（外皮）の
混入の程度の違いによります

◉理解度チェック >>>>>>>>>>>>>>>>>>>>>>> ☑

□1 もち米のでんぷんは、アミロース約20%、アミロペクチン約80%の割合で含む
□2 精白米のアミノ酸スコアは、そば粉（全層粉）よりも高い
□3 小麦粉の等級は、たんぱく質含量に基づく

解答..
1. ✕ アミロペクチン100%で、アミロースを含まない／2. ✕ そば粉のアミノ酸
スコアは100で、精白米より高い／3. ✕ ふすま（外皮）の混入の程度に基づく

4 乳類

■ 主な栄養素

● 牛乳のたんぱく質はカゼインと乳清たんぱく質。約80%を占める
　カゼインはカルシウムと結合してカゼインミセルを形成。熱に安定

● κ-カゼインは凝乳酵素キモシン（レンニン）で部分分解すると凝
　固することから、チーズの製造に利用される

● 牛乳を加熱するとできる薄膜は、65℃近辺より凝固がはじまるア
　ルブミンによる

● ラクトフェリンは鉄を含み抗菌性がある

● 脂肪には、長鎖脂肪酸が多いが、短・中鎖脂肪酸も含まれる

● 乳糖不耐症用の牛乳は、あらかじめ乳糖（ラクトース）をグルコー
　スとガラクトースに分解してある

■ 乳の加工

● 生乳にホモジナイズ処理（均質化処理）と殺菌が行われたものが市
　乳。ロングライフ（LL）牛乳はUHT（超高温短時間殺菌）法で処
　理し、無菌充填したもの

● コーヒー牛乳やフルーツ牛乳は「乳飲料」

● 乳固形分と乳脂肪分の含有率の違いからアイスクリーム、アイスミ
　ルク、ラクトアイスに分類される。アイスクリームは乳脂肪分8%
　以上

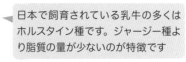

日本で飼育されている乳牛の多くは
ホルスタイン種です。ジャージー種よ
り脂質の量が少ないのが特徴です

◉関連キーワード <<<<<<<<<<<<<<<<<<<<<<

● 乳糖不耐症…乳糖分解酵素ラクターゼの分泌量が少ないために、普
　通の牛乳を飲むと乳糖を消化できずに下痢などを起こす疾患

● ホモジナイズ処理（均質化処理）…乳を激しく攪拌して脂肪球を細
　かくし、保存中に脂肪が分離しないようにする処理

すっきりnavi

■牛乳の成分

脂質 3.8%
- 中性脂肪
  （トリグリセリド）
- 複合脂質
  （リン脂質、ステリン）

たんぱく質 3.3%
- カゼイン
  （α s- カゼイン、β - カゼイン、
  κ - カゼイン）
- 乳清たんぱく質
  （β - ラクトグロブリン、
  α - ラクトアルブミン、
  血清アルブミン、免疫グロブリン、
  ラクトフェリン）

灰分
0.7%

炭水化物 4.8%
- 乳糖（ラクトース）
  （グルコース、ガラクトース）

※普通牛乳

固形分
12.6%

水分
87.4%

出典：文部科学省「日本食品標準成分表（八訂）増補2023年」

牛乳には3大栄養素がバランスよく含まれているんだね！

⊙理解度チェック　>>>>>>>>>>>>>>>>>>>>> ☑

□1 牛乳に含有される炭水化物は、マルトースである

□2 キモシン（レンニン）は、κ - カゼインの特定の部位を加水分解する

□3 LL牛乳は、低温長時間殺菌法で殺菌される

解答

1.× ラクトースである／2.○／3.× UHT（超高温短時間殺菌）法で処理される

人体　食べ物

5 油脂類

■ 脂肪酸の分類

● 飽和脂肪酸は二重結合（不飽和結合）をもたず、融点が高く常温では固体。不飽和脂肪酸は二重結合をもち、融点が低く常温では液体

■ 飽和脂肪酸と不飽和脂肪酸

分類			主な脂肪酸	所在・特徴など
飽和脂肪酸			酪酸（ブタン酸）、パルミチン酸、ステアリン酸など	バター、牛脂、ラード
不飽和脂肪酸	一価不飽和脂肪酸（n-9系脂肪酸）		オレイン酸	オリーブ油、なたね油など
	多価不飽和脂肪酸	n-6系多価不飽和脂肪酸	リノール酸	紅花油、大豆油、コーン油など
			γ-リノレン酸	月見草油など
			アラキドン酸	魚油
		n-3系多価不飽和脂肪酸	α-リノレン酸	しそ油、えごま油など
			EPA（エイコサペンタエン酸）	魚油
			DHA（ドコサヘキサエン酸）	魚油

常温で固まるバターや肉の脂肪などに多いのが飽和脂肪酸で、常温で固まらない植物油や魚の脂肪に多いのが不飽和脂肪酸ね

■ 食用加工油脂

● マーガリン、ショートニングの原料に使われる硬化油の製造中に、トランス型脂肪酸が生成される
● 油脂に水素を添加すると二重結合が飽和され、ヨウ素価は減少する

⊙関連キーワード ‹‹‹‹‹‹‹‹‹‹‹‹‹‹‹‹‹‹‹

● 硬化油…大豆油や魚油に水素を添加し、融点を高くして得る油
● ヨウ素価…油脂の不飽和結合にヨウ素が付加する量のことで、高いほど、その油脂に不飽和脂肪酸が多いことになる

すっきりnavi

■脂肪酸総量 100g 当たりの各脂肪酸（g）

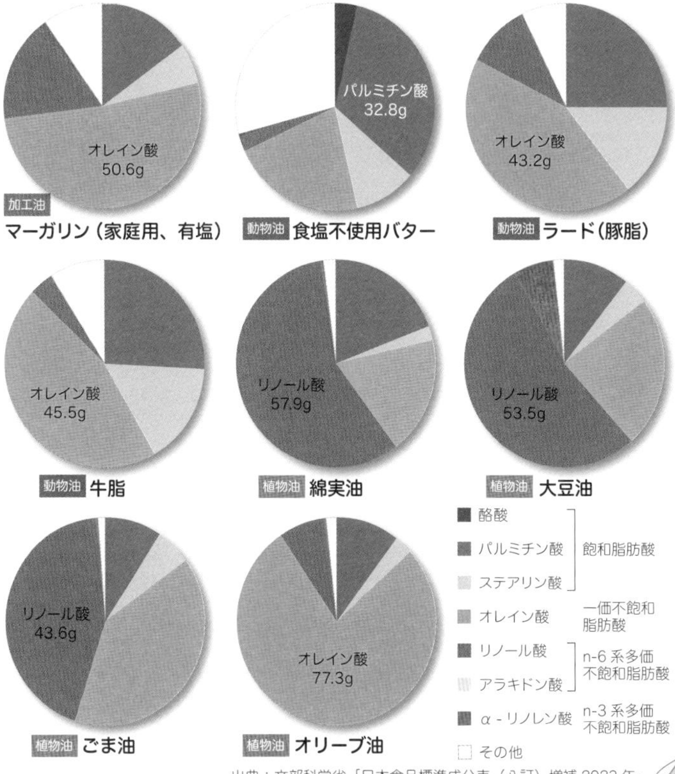

加工油 マーガリン（家庭用、有塩）
オレイン酸 50.6g

動物油 食塩不使用バター
パルミチン酸 32.8g

動物油 ラード（豚脂）
オレイン酸 43.2g

動物油 牛脂
オレイン酸 45.5g

植物油 綿実油
リノール酸 57.9g

植物油 大豆油
リノール酸 53.5g

植物油 ごま油
リノール酸 43.6g

植物油 オリーブ油
オレイン酸 77.3g

- ■ 酪酸
- ■ パルミチン酸 ┐ 飽和脂肪酸
- ■ ステアリン酸 ┘
- ■ オレイン酸 — 一価不飽和脂肪酸
- ■ リノール酸 ┐ n-6 系多価不飽和脂肪酸
- ▨ アラキドン酸 ┘
- ■ α - リノレン酸 — n-3 系多価不飽和脂肪酸
- □ その他

出典：文部科学省「日本食品標準成分表（八訂）増補 2023 年」

⦿理解度チェック ＞＞＞＞＞＞＞＞＞＞＞＞＞＞ ☑

- □1 牛脂の多価不飽和脂肪酸の割合は、豚脂よりも多い
- □2 硬化油の製造中に、トランス型の脂肪酸が生成される
- □3 イワシ油のヨウ素価は、大豆油のヨウ素価より小さい

解答
1. × 豚脂（ラード）よりも少ない／2. ○／3. × イワシ油のほうが大きい

人体　食べ物

6 炭水化物

■ 少糖類（オリゴ糖類）

● 転化糖はスクロース（ショ糖）の構成糖であるブドウ糖（グルコース）と果糖（フルクトース）の等量混合物

● でんぷんの糖化により得られた溶液に、グルコースイソメラーゼを作用させて、ブドウ糖の約半分を果糖に異性化したものを異性化糖という

● でんぷんを β - アミラーゼで分解すると麦芽糖が生成される

● フラクトオリゴ糖には整腸作用がある

■ 多糖類

● 砂糖は、糊化（α化）したでんぷん分子内に入り込み再配列を妨害する

● 老化（β化）の促進要因：低温（4℃近辺）、水分含量 30 ～ 60％

● アミロースは、アミロペクチンより老化が進みやすい

● ペクチンの構成糖はガラクツロン酸（ガラクチュロン酸）。キチンの構成糖は N- アセチルグルコサミン

⦿関連キーワード《《《《《《《《《《《《《《　⚷

● 糊化…生のでんぷんに水と熱を加えることで結晶構造が壊れて強い粘性を示すようになること。消化されやすい

● 老化…糊化したでんぷんを冷所に放置することで再び結晶構造が部分的に生成されること。粘性を失い消化性が悪くなる

⦿理解度チェック ＞＞＞＞＞＞＞＞＞＞＞＞＞＞＞＞＞

□1 マンノースはペクチンの構成糖である

□2 砂糖の添加は、老化に対して遅延効果がある

□3 米飯の老化は、冷凍保存に比べて冷蔵保存で抑制される

解答

1．× グルコマンナンの構成糖である／2．○／3．× 老化が進みやすいのは4℃近辺の低温のため、冷蔵保存で促進される

すっきりnavi

■炭水化物の主な種類

分類	名称		構成糖	所在
単糖類	ブドウ糖（グルコース）		―	生体内
	果糖（フルクトース）		―	果実
	ガラクトース		―	乳糖
	キシロース		―	木材,たけのこ
少糖類 （オリゴ糖類）	二糖類	ショ糖（スクロース）	グルコース+フルクトース	砂糖
		麦芽糖（マルトース）	グルコース+グルコース	麦芽
		乳糖（ラクトース）	ガラクトース+グルコース	乳
		トレハロース	グルコース+グルコース	酵母、きのこ
	三糖類	ラフィノース	ガラクトース、グルコース、フルクトース	大豆
	四糖類	スタキオース	ガラクトース2個、グルコース、フルクトース	大豆
	その他	マルトオリゴ糖	グルコース3〜10個	でんぷん分解
		フラクトオリゴ糖	スクロース、フルクトース	玉ねぎ
		シクロデキストリン	グルコース6〜8個	でんぷん
多糖類	でんぷん		グルコース（α-1,4グリコシド結合とα-1,6グリコシド結合）	穀類
	セルロース		グルコース（β-1,4グリコシド結合）	植物細胞壁

■食物繊維の種類

種類	所在	名称	構成成分	主な食品
不溶性食物繊維	植物細胞壁	セルロース	グルコース（β-1,4グリコシド結合）	穀類、豆類
		リグニン	芳香族アルコール	穀類
		アガロース	ガラクトース	寒天
		キシラン	キシロース	穀類、糖液
	動物	キチン	N-アセチルグルコサミン	甲殻類
水溶性食物繊維	植物細胞内	ペクチン	ガラクツロン酸 （ガラクチュロン酸）	果実、野菜
		グルコマンナン	マンノース	こんにゃく
		イヌリン	フルクトース	きくいも
	海藻	カラゲニン （カラギーナン）	ガラクトース	海藻
		アルギン酸	マンヌロン酸、グルロン酸	

水溶性食物繊維には、コレステロールの吸収を抑制する作用があるんだ！

7 二次機能

■ 呈味成分

- 旨味成分：緑茶→テアニン、昆布→グルタミン酸、かつお節・畜肉 →イノシン酸、しいたけ→グアニル酸、貝類→コハク酸
- 苦味成分：きゅうり→ククルビタシン、ビール→フムロン
- 渋味成分：渋柿→シブオール、緑茶→カテキン、コーヒー→クロロ ゲン酸
- 辛味成分：とうがらし→カプサイシン、しょうが→ショウガオールと ジンゲロン、こしょう→ピペリン、わさび→アリルイソチオシアネート

■ 香気・におい成分

野菜の青臭いにおい…	アオバアルコール、アオバアルデヒド
まつたけ……………	1-オクテン-3-オール、桂皮酸メチル
きゅうり……………	ノナジェノール
にんにく……………	アリシン
しいたけ……………	レンチオニン
柑橘類……………	リモネン、シトラール、ゲラニオールなど
海水魚の生臭さ………	トリメチルアミン

■ テクスチャー

- バター、マーガリンは油中水滴（W/O）型エマルション、生クリーム、牛乳、マヨネーズは水中油滴（O/W）型エマルション
- ゾルは溶媒中に粒子が 1nm〜1μm 大で均一に分散しているもの
- 寒天、ゼリー、こんにゃくなどはゲル、凍り豆腐、棒寒天など空隙のあるゲルはキセロゲル

◉関連キーワード <<<<<<<<<<<<<<<<< ⚷

- エマルション…液体中にほかの液体が分散している状態
- ゲル…ゾルの流動性が失われた状態

すっきりnavi

■主な食品の色素

色素名			主な所在
クロロフィル（葉緑素）			緑黄色野菜
クルクミン			うこん
カロテノイド系色素	カロテン類	α-カロテン	緑黄色野菜、オレンジ
		β-カロテン	にんじん、さつまいも、オレンジ、卵黄など広く分布
		リコピン	トマト、柿、すいか
	キサントフィル類	ルテイン	とうもろこし、卵黄
		β-クリプトキサンチン	かぼちゃ、みかん
		カプサンチン	とうがらし
		アスタキサンチン	えび、かに、べにざけ
フラボノイド系色素	アントシアニン系		ベリー類、ぶどう、なす（ナスニン）、赤しそ（シソニン）、梅干し、黒豆、小豆など広く分布
	フラボノイド系	カルコン類	紅花（サフロールイエロー、カーサミン）
		カテキン類	紅茶（テアフラビン）
ヘム色素	ミオグロビン		生肉
	ヘモグロビン		赤血球

食品に含まれる色素には、天然色素である動物性色素と植物性色素、それに合成色素があるよ

◎理解度チェック

☐ 1 とうがらしの色素成分はカプサイシンである
☐ 2 わさびの辛味物質は、アリイナーゼの働きにより生成される
☐ 3 クリームからバターを作るとき、エマルションは O/W 型から W/O 型に転移する

解答

1. × カプサンチンである／2. × ミロシナーゼにより、アリルイソチオシアネートが生成される／3. ○

8 消化過程

基礎

■ 胃腺

● 胃腺の壁細胞から胃酸、主細胞からペプシノーゲン、G細胞からガストリンが分泌される

● 胃内滞留時間は糖質＜たんぱく質＜脂質の順に長くなる

■ 膵臓

● セクレチンは、胃酸分泌とG細胞のガストリン分泌を抑制、膵液分泌を促進する。pH4.5以上で分泌は停止する

● トリグリセリドは、膵リパーゼによってモノアシルグリセロールと脂肪酸に分解される

● 十二指腸粘膜のI細胞から分泌されるコレシストキニン（CCK）は、胆嚢収縮や膵液の消化酵素分泌促進作用を有する

■ 胆嚢

● 胆汁は肝臓から分泌され、トリグリセリドのミセル化に寄与する胆汁酸を含んでいる。胆汁には消化酵素が含まれていない

● 胆汁酸は十二指腸に分泌されたのち、その90％以上は回腸で再吸収されて門脈経由で肝臓に戻る（腸肝循環）

■ 小腸

● 炭素数が8～10個の中鎖脂肪酸は、腸管から吸収されるとカイロミクロンを形成せず遊離のまま、門脈経由で肝臓に送り込まれる

⊙関連キーワード ＜＜＜＜＜＜＜＜＜＜＜＜＜

● **ガストリン**…胃体部壁細胞に作用して胃酸分泌を促進する

● **グルカゴン**…血糖の低下でランゲルハンス島A細胞から分泌される

すっきりnavi

■主な消化液とその働き

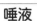
唾液

> 耳下腺、舌下腺、顎下腺から分泌され、糖質分解酵素のα-アミラーゼを含み、でんぷんをデキストリンやマルトースに分解する

胃液

> 胃酸（塩酸）とたんぱく質分解酵素ペプシンが含まれ、強い殺菌作用と消化作用を示す

> 味覚の刺激や迷走神経の刺激によっても胃酸の分泌が促進されるよ！

膵液

> たんぱく質分解酵素のトリプシン、キモトリプシン、カルボキシペプチダーゼ、脂肪分解酵素リパーゼ、糖質分解酵素α-アミラーゼなどが含まれる。膵液はアルカリ性で酸を中和する。一方、内分泌腺からは血糖調節ホルモンのインスリン（血糖値を下げる）やグルカゴン（血糖値を上げる）が血液中に分泌される

腸液（膜消化）

> 小腸で働く消化酵素には、マルトースをグルコースに分解するマルターゼやたんぱく質分解酵素のアミノペプチダーゼなどがある

⊙理解度チェック >>>>>>>>>>>>>>>>>> ☑

□**1** でんぷんの消化は、十二指腸から始まる
□**2** ガストリンの分泌は、セクレチンによって促進される
□**3** 腸管から吸収された中鎖脂肪酸は、リンパ管へ運ばれる

解答
1.× 口腔から始まる／2.× 抑制される／3.× 門脈へ運ばれる

9 クエン酸回路

■ クエン酸回路の概要

● クエン酸回路（TCA サイクル）はミトコンドリアに存在し、好気的条件下（酸素のある環境）で反応が進む

● 解糖系で生じたピルビン酸はアセチル CoA となり、クエン酸回路に入る。ピルビン酸からアセチル CoA への反応を触媒するのはピルビン酸デヒドロゲナーゼ（脱水素酵素）で、その補酵素としてビタミン B_1 が必要

● アセチル CoA はオキサロ酢酸と反応してクエン酸となり、数段階の反応を経て、オキサロ酢酸が生成される

● クエン酸回路で生成された NADH や $FADH_2$ は呼吸鎖（電子伝達系）で酸化的リン酸化によって酸化され、ATP を生じる。解糖系を経てクエン酸回路を介した反応では、解糖系の ATP 2 分子を含め、グルコース 1 分子当たり 38 分子の ATP を生じる（肝臓と心臓と腎臓の場合、筋肉では 36 分子）

● アミノ酸はピルビン酸を経てアセチル CoA となり、クエン酸回路に入る。また、クエン酸回路の中間産物になるアミノ酸もある。脂肪酸も β - 酸化によってアセチル CoA となり、クエン酸回路に入る

> 解糖系だけの場合と比べて、クエン酸回路では大量の ATP を合成することができます

◉関連キーワード <<<<<<<<<<<<<<<<<<<<<<< ⚷

● **呼吸鎖（電子伝達系）** …ミトコンドリア内膜にある電子の伝達系。NADH や $FADH_2$ が酸化されて、最終的に水を生じる。その際、ATP が合成される

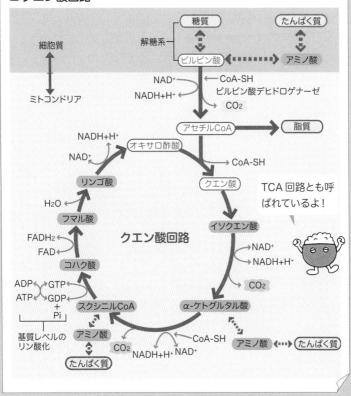

すっきりnavi

■クエン酸回路

⊙理解度チェック

□1 ビタミン B₁ は、ピルビン酸脱水素酵素の補酵素である
□2 アセチル CoA は、リンゴ酸と反応してクエン酸回路に入る
□3 呼吸鎖（電子伝達系）では二酸化炭素が生成される

解答
1. ○／2. × リンゴ酸ではなくオキサロ酢酸／3. × 酸素と反応し、水が生成される。二酸化炭素を生成するのはクエン酸回路

31

10 糖質の代謝

人体 基礎

■ 解糖系

- グルコースがピルビン酸、さらに乳酸に代謝される経路のこと。グルコースからピルビン酸までの反応は9段階ある。そのうち、第1段階（ヘキソキナーゼ）、第3段階（ホスホフルクトキナーゼ）、第9段階（ピルビン酸キナーゼ）の反応は不可逆的
- 細胞質内で行われ、酸素を必要としない嫌気的反応
- グルコース1分子から2分子のATPが生成される

■ 糖新生

- 糖原性アミノ酸、乳酸、ピルビン酸、グリセロールなどからグルコースやグリコーゲンが合成される。肝臓と腎臓で行われる

■ グリコーゲンの合成・分解

- グルコースはグルコース6-リン酸、グルコース1-リン酸を経てグリコーゲンとなる。逆の反応もある

	グリコーゲン合成	グリコーゲン分解
酵素	グリコーゲンシンターゼ	ホスホリラーゼ
活性化	インスリン	アドレナリンやグルカゴン
不活性化	アドレナリンやグルカゴン	インスリン

◉ 関連キーワード《《《《《《《《《《《《《《《《《《《《

- **ペントースリン酸回路**…細胞質において、グルコースからリボース5-リン酸とNADPHを生成する過程。リボース5-リン酸は、核酸の構成成分であるリボースやデオキシリボースに利用される。NADPHは脂肪酸やステロイドの還元的合成に利用される
- **コリ回路**…筋肉で生じた乳酸が肝臓に運ばれ、ピルビン酸を経てグルコースに変換される経路

すっきりnavi

■解糖系と糖新生

- 赤い矢印がグルコースをつくる流れを示す
- 解糖系の第1段階、第3段階では糖新生とは別の酵素が関与し、第9段階以降は別の経路を取る（図のA、B）

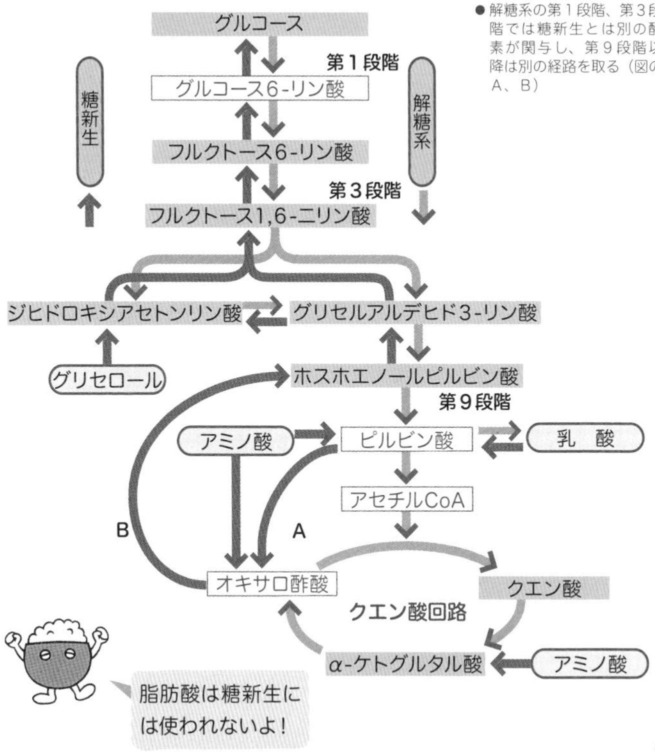

グルコース

第1段階

グルコース6-リン酸

糖新生 ／ 解糖系

フルクトース6-リン酸

第3段階

フルクトース1,6-二リン酸

ジヒドロキシアセトンリン酸 ⇄ グリセルアルデヒド3-リン酸

グリセロール

ホスホエノールピルビン酸

第9段階

アミノ酸

ピルビン酸 ⇄ 乳 酸

アセチルCoA

B　A

オキサロ酢酸

クエン酸

クエン酸回路

α-ケトグルタル酸 ← アミノ酸

脂肪酸は糖新生には使われないよ！

⦿理解度チェック >>>>>>>>>>>>>>>>>>>>>>> ☑

□1 解糖系の第1段階は、グルコースとアセチルCoAの結合である

□2 糖新生は、筋肉で行われる

□3 ペントースリン酸回路は、NADHを生成する

解答

1．× 第1段階はグルコース6-リン酸の生成／2．× 肝臓と腎臓で行われる／3．× NADPHを生成する

人体 食べ物 基礎 臨床

11 脂質の代謝

■ コレステロールの合成

● 滑面小胞体で、アセチル CoA から合成される

● HMG-CoA からメバロン酸への反応（HMG-CoA レダクターゼが触媒）でフィードバック阻害が起こり、コレステロールの過剰生成を防ぐ

● コレステロールからステロイドホルモン、胆汁酸、ビタミン D がつくられる。また、コレステロールは細胞膜の構成成分になる

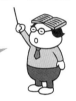

コレステロールは、食事からとる量より体内で生合成される量のほうが多いです

■ リポたんぱく質の種類と特徴

カイロミクロン（キロミクロン）	トリグリセリド、コレステロールエステルを運ぶ。腸管からリンパ管を経て全身へ
VLDL：超低比重（密度）リポたんぱく質	トリグリセリド、コレステロールエステルを運ぶ。肝臓から脂肪組織へ
LDL：低比重（密度）リポたんぱく質	コレステロールエステルを運ぶ。肝臓から末梢組織へ
HDL：高比重（密度）リポたんぱく質	コレステロールエステルを運ぶ。末梢組織から肝臓へ

◉関連キーワード <<<<<<<<<<<<<<<<<<<<<<<

● **エイコサノイド**…アラキドン酸、EPA からつくられる生理活性物質。プロスタグランジン、トロンボキサン、ロイコトリエンなどがある

● **β-酸化**…脂肪酸が分解されてアセチル CoA になる過程。ミトコンドリア内で行われる

● **ケトン体**…肝臓のミトコンドリア内で、アセチル CoA から生じる物質。β-ヒドロキシ酪酸、アセト酢酸、アセトンの総称で、アセトン以外は空腹時にエネルギー源として、脳、骨格筋、心臓、腎臓などで利用されるが、肝臓では利用されない

すっきりnavi

■脂質の臓器間の輸送

食事から摂取された脂質は、食後、小腸上皮細胞でカイロミクロン(キロミクロン)に包まれてリンパ管に分泌され、全身の組織に運ばれる

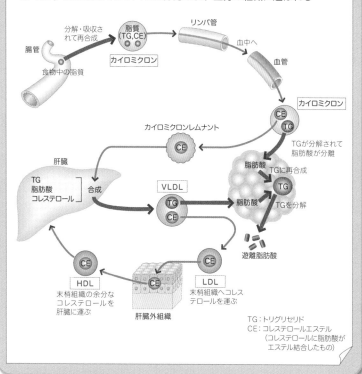

TG:トリグリセリド
CE:コレステロールエステル
(コレステロールに脂肪酸が
エステル結合したもの)

⊙理解度チェック ＞＞＞＞＞＞＞＞＞＞＞＞＞＞＞＞＞＞＞ ☑

□1 ロイコトリエンは、アラキドン酸から生成される

□2 カイロミクロン(キロミクロン)は、肝臓から分泌される

□3 空腹時、肝臓ではエネルギー源としてケトン体を利用する

解答

1. ○／**2**. × カイロミクロンは腸管で合成され分泌される／**3**. × 肝臓以外の脳、骨格筋などで利用される

12 アミノ酸・たんぱく質の代謝

人体 食べ物 基礎 臨床

■ アミノ酸の構造と種類

● アミノ酸分子にはアミノ基（$-NH_2$）とカルボキシ基（$-COOH$）がある。側鎖によって性質が異なる。たんぱく質を構成するアミノ酸は20種類ある

● ヒトの体内で合成できないアミノ酸を不可欠（必須）アミノ酸といい、ヒスチジン、リシン（リジン）、スレオニン（トレオニン）、フェニルアラニン、トリプトファン、メチオニン、ロイシン、イソロイシン、バリンの9種類ある。それ以外の11種類は可欠（非必須）アミノ酸

● アミノ酸同士の結合をペプチド結合という

■ たんぱく質の種類

酵素たんぱく質	化学反応を触媒する。酸化還元酵素、加水分解酵素など
貯蔵たんぱく質	フェリチン（鉄の貯蔵）など
防御たんぱく質	血液凝固因子、免疫グロブリンなど
構造たんぱく質	コラーゲンやケラチン、プロテオグリカンなど
収縮たんぱく質	筋肉を収縮させる。アクチン、ミオシン、チューブリンなど
輸送たんぱく質	ヘモグロビン、血漿リポたんぱく質など

■ アミノ酸からつくられる含窒素生体機能成分

アミノ酸	含窒素生体機能成分
ヒスチジン	ヒスタミン
トリプトファン	セロトニン、ナイアシンなど
チロシン	アドレナリン、ドーパミンなど
グルタミン酸	γ-アミノ酪酸

◉関連キーワード <<<<<<<<<<<<<<<<<<<<<<<<

● 糖原性アミノ酸…糖新生に利用できるアミノ酸

● ケト原性アミノ酸…脂質代謝に合流するアミノ酸。ロイシンとリシンのみ

● 分枝アミノ酸…バリン、ロイシン、イソロイシン。筋肉で代謝される

すっきりnavi

■アミノ酸の代謝

アミノ基転移反応を触媒するのは AST（GOT）、ALT（GPT）などのアミノ基転移酵素で、アミノ基はグルタミン酸に集められる

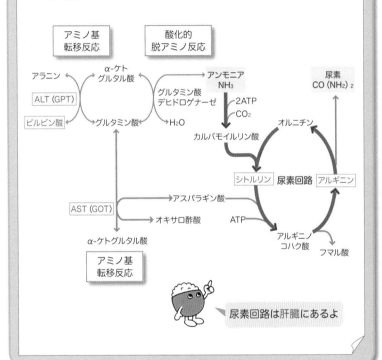

尿素回路は肝臓にあるよ

⊙理解度チェック

- □1 アラニンは、アミノ基転移反応によりオキサロ酢酸になる
- □2 アスパラギン酸は、ケト原性アミノ酸である
- □3 分枝アミノ酸を代謝する組織は、主に小腸である

解答
1．× ピルビン酸になる／2．× ケト原性アミノ酸はロイシンとリシンのみ／
3．× 小腸ではなく筋肉

13 遺伝形質と栄養の相互作用

■ 遺伝子多型

- DNA 配列の個人差を遺伝子多型という。数百〜 1,000 塩基対に 1 か所程度の割合で塩基 1 つが置換されたものを SNP（遺伝子一塩基多型）という

- SNP のなかには表現型に影響しないものもある。SNP は先天的なものであり、人種によって出現頻度が異なる場合もある

- アルコールの分解能力にも SNP が関与する。アセトアルデヒド脱水素酵素では、日本人は非活性型または低活性型が多い

- SNP のような遺伝的素因は生活習慣病の発症に関わる

■ 倹約遺伝子

- エネルギーを効率よく使い、余分なエネルギーを脂肪などに変換して貯蔵する遺伝子を倹約（節約）遺伝子という

倹約遺伝子の例	はたらき
PPAR γ 遺伝子	脂肪細胞を大型脂肪細胞に変換する。大型脂肪細胞はインスリン抵抗性物質を分泌するので、糖尿病発症の遺伝子的素因となる
β₃ アドレナリン受容体遺伝子	アドレナリンやノルアドレナリンの受容体を発現させる。この受容体の SNP が倹約型のヒトは太りやすい

倹約遺伝子は、今のような飽食時代には肥満につながってしまうんだ

◉関連キーワード ＜＜＜＜＜＜＜＜＜＜＜＜＜＜＜＜＜＜

- **食塩感受性高血圧**…食塩の摂取量に影響を受けやすい高血圧。食塩の摂取量に影響を受けにくい高血圧は食塩抵抗性高血圧というが、食塩抵抗性の場合でも食塩の制限は必要

すっきりnavi

■生活習慣病と遺伝的素因

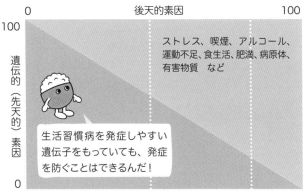

後天的素因

遺伝的（先天的）素因

0 ～ 100

ストレス、喫煙、アルコール、運動不足、食生活、肥満、病原体、有害物質　など

生活習慣病を発症しやすい遺伝子をもっていても、発症を防ぐことはできるんだ！

遺伝病　　　生活習慣病　　　感染症　　事故

生活習慣病	関与する遺伝子
本態性高血圧	アンギオテンシノーゲンなどの関連遺伝子 20 種
糖尿病	糖尿病疾患感受性遺伝子（10 種類以上）
動脈硬化	アポたんぱく質遺伝子や LDL 受容体遺伝子異常

高血圧、糖尿病、動脈硬化性疾患、骨粗鬆症などは、遺伝的素因と後天的素因が大きく関わる疾患と考えられています

⊙理解度チェック >>>>>>>>>>>>>>>>>>>>>>> ☑

□1 遺伝子一塩基多型とは、生活習慣によって後天的に蓄積する遺伝子変異をいう
□2 倹約（節約）遺伝子とは、体脂肪の蓄積しやすい体質を生む遺伝子である
□3 生活習慣病の発症には、遺伝的素因が関与する

解答
1. × 遺伝子一塩基多型（SNP）は先天的／2. ○／3. ○

14 核酸の構造・機能

■ DNA と RNA の構造

● 核酸には DNA と RNA がある。DNA は塩基、糖（デオキシリボース）、リン酸から構成され、二重らせん構造をとる。塩基にはアデニン（A）、チミン（T）、グアニン（G）、シトシン（C）の4種類があり、A と T、G と C が相補的に水素結合する

● 塩基にはプリン塩基（アデニンとグアニン）とピリミジン塩基（チミン、シトシン、ウラシル）がある。プリン塩基の代謝産物は尿酸

● RNA も塩基、糖、リン酸から構成される。糖はリボース、塩基はチミン（T）の代わりにウラシル（U）

■ 転写と翻訳

● DNA の塩基配列が mRNA（メッセンジャー RNA）に写されることを転写という。RNA ポリメラーゼが関与。mRNA は核外へ出ていく

● 翻訳とは mRNA の塩基配列からたんぱく質が合成されること。mRNA の3個の塩基配列をコドンといい tRNA（トランスファー RNA）にはコドンと対になるアンチコドンがある。tRNA は mRNA のコドンに従ってアミノ酸を運ぶ

● スプライシングとは mRNA に転写された DNA の塩基配列のうち、たんぱく質に翻訳される部分（エクソン）だけで再結合すること。たんぱく質に翻訳されない部分はイントロンという

> 染色体の末端にある繰り返し配列をテロメアといいます。テロメアは細胞分裂のたびに短縮します

◉関連キーワード ＜＜＜＜＜＜＜＜＜＜＜＜＜＜

● **遺伝子発現**…DNA の情報をもとにしてたんぱく質が合成されること。活性型ビタミン A（レチノイン酸）、活性型ビタミン D、ビタミン B_6、鉄などは細胞の核内受容体に結合して遺伝子発現を調節する

● **PCR 法**…DNA 合成の連鎖反応により、DNA を大量に複製すること

すっきりnavi

■転写と翻訳

遺伝情報は、DNA の塩基配列が RNA ポリメラーゼ（RNA 合成酵素）により、mRNA に転写される。mRNA は核膜孔から細胞質に出て、tRNA や rRNA（リボソーム RNA）の協力のもとで、たんぱく質が合成される

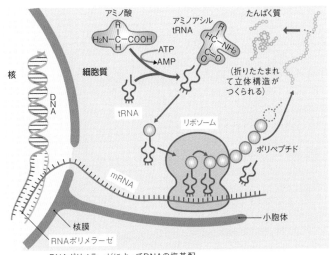

RNAポリメラーゼによってDNAの塩基配列が写し取られ、mRNAが合成されていく

 リボソームで合成されたたんぱく質の一部はゴルジ装置で糖などを付加されて、機能するようになるんだ。この仕上げの飾りつけを翻訳後修飾というんだよ！

◉理解度チェック ＞＞＞＞＞＞＞＞＞＞＞＞＞

- □1 RNA は、チミンを含む
- □2 尿酸は、プリン体の代謝産物である
- □3 イントロンは、たんぱく質に翻訳される

解答

1. × ウラシル（U）を含む／2. ○／3. × 翻訳される部分はエクソン

15 欠乏症・過剰症

■ ビタミンの欠乏症・過剰症

ビタミンの種類		主な欠乏症	主な過剰症
脂溶性	ビタミンA	夜盲症、免疫能の低下、眼球乾燥症、皮膚乾燥	胎児の奇形、脳圧亢進
	ビタミンD	くる病（乳幼児、小児）、骨軟化症（成人）、骨粗鬆症	高カルシウム血症、腎障害
	ビタミンE	溶血性貧血（未熟児）	―
	ビタミンK	新生児メレナ（消化管出血）、頭蓋内出血	抗凝固薬（ワルファリン）の薬効阻害
水溶性	ビタミンB_1	脚気、ウェルニッケ脳症	―
	ビタミンB_2	口角炎、脂漏性皮膚炎	―
	ビタミンB_6	脂漏性皮膚炎、湿疹、舌炎	末梢感覚神経障害
	ビタミンB_{12}	巨赤芽球性貧血（悪性貧血）、全身倦怠感	―
	ビタミンC	壊血病、皮下出血	―
	ナイアシン	ペラグラ（皮膚炎、下痢、精神神経障害）	皮膚発赤、消化管・肝臓障害
	葉酸	巨赤芽球性貧血、胎児の神経管閉鎖障害、ホモシステイン尿症（血症）	―
	パントテン酸	体重減少、成長障害、めまい、皮膚炎	―
	ビオチン	皮膚炎、脱毛、体重減少	―

ビタミン B_1 が不足すると、細胞中に乳酸やピルビン酸などの物質が蓄積して、脚気やウェルニッケ脳症となるのよ

⊙関連キーワード <<<<<<<<<<<<<<<<<<<

● **ビタミンB_{12}の吸収**…胃から分泌される内因子が必要なので、胃切除後は吸収が不良となり、欠乏しやすい

すっきりnavi

■ミネラルの欠乏症と過剰症

ナトリウム (Na)
過剰…高血圧

亜鉛 (Zn)
欠乏…味覚障害、
免疫能低下、
創傷治癒障害

カルシウム (Ca)
欠乏…骨塩量低下、発
育不良、テタニー（筋肉
の硬直やけいれん）
過剰…ミルク・
アルカリ症候群

鉄 (Fe)
欠乏…鉄欠乏性貧血、
発育不全
過剰…鉄沈着症

銅 (Cu)
欠乏…貧血、
メンケス病
過剰…ウイルソン病

ヨウ素 (I)
欠乏…発育障害、
クレチン病、
甲状腺機能低下症
過剰…甲状腺腫

セレン (Se)
欠乏…克山病
（心機能不全）、
カシンベック症
（骨関節症）
過剰…疲労感、
焦燥感、脱毛、
爪の変形

クロム (Cr)
欠乏…糖質代謝異常

モリブデン (Mo)
欠乏…成長障害、
プリン代謝障害

⊙理解度チェック ＞＞＞＞＞＞＞＞＞＞＞＞＞＞＞＞＞＞ ☑

□**1** ビタミンB₁の欠乏では、乳酸の血中濃度が低下する
□**2** ビタミンDの過剰摂取によって高カルシウム血症が起こる
□**3** カルシウム摂取量が不足すると、ミルク・アルカリ症候群を引き起こす
□**4** 亜鉛が不足すると、創傷治癒障害のリスクがある

解答
1. × 乳酸の血中濃度は上昇する／2. ○／3. × カルシウム過剰で起こる／4. ○

16 ビタミンの栄養学的機能

■ 脂溶性ビタミンと水溶性ビタミン

- 脂溶性ビタミンは4種類で、肝臓などに蓄積される。水溶性ビタミンは9種類で、尿中に排泄されるため、体内に貯蔵できない
- ビタミンK、B_2、B_6、B_{12}、ナイアシン、葉酸、パントテン酸、ビオチンは腸内細菌によっても合成される
- ビタミンB_{12}の吸収は特徴的で、胃の壁細胞から分泌される内因子と結合して、小腸下部（回腸）から吸収される。また、ビタミンB_{12}の化合物が胆汁中に多量に含まれていて、ビタミンB_{12}の半量は腸で再吸収される腸肝循環をしている

脂質代謝のうち脂肪酸の分解にはビタミンB_2、ナイアシン、パントテン酸が必要で、脂肪酸の合成にはナイアシン、パントテン酸、ビオチンが必要となるのよ

◉関連キーワード <<<<<<<<<<<<<<<<<<<<<<

- 他の栄養素との関係…糖質やアルコールの摂取量が増えるとビタミンB_1の要求量が増える。たんぱく質の摂取量が増えるとビタミンB_6の要求量が増える

◉理解度チェック >>>>>>>>>>>>>>>>>>>>>>

□1 脂溶性ビタミンには、腸内細菌が合成するものがある
□2 ビタミンEは、血液の凝固に必須である
□3 核酸の合成には、ビタミンB_1が関与している
□4 ビタミンCは、非ヘム鉄の吸収を抑制する

解答
1.○／2.× ビタミンEではなくビタミンK／3.× ビタミンB_1ではなく葉酸／4.× 吸収を促進する

すっきりnavi

■ビタミンの栄養学的機能

種類	栄養学的機能
脂溶性ビタミン	**ビタミンA**（レチノール） ● 生理活性型はレチナールとレチノイン酸。レチノイン酸は遺伝子発現の調節に関与する（上皮細胞形成など） ● プロビタミンAのβ-カロテンには抗酸化作用もある
	ビタミンD（カルシフェロール） ● 動物由来のD_3と植物（しいたけなど）由来のD_2がある。プロビタミンDは紫外線の作用でビタミンDに変換される ● 肝臓と腎臓で水酸化され、活性型となる ● カルシウムの吸収を促進し、骨のリモデリングを促進する
	ビタミンE（トコフェロール） ● 主にα-トコフェロール ● 抗酸化作用。細胞膜の脂質の過酸化を防御
	ビタミンK ● フィロキノン（K_1）とメナキノン-4（K_2）などがある ● 血液凝固因子の生合成 ● 骨のオステオカルシンの活性化→骨形成に関与
水溶性ビタミン	**ビタミンB$_1$**（チアミン） ● クエン酸回路で働くピルビン酸デヒドロゲナーゼ（脱水素酵素）、α-ケトグルタル酸デヒドロゲナーゼの補酵素として糖質代謝、エネルギー代謝に関与
	ビタミンB$_2$（リボフラビン） ● FMNやFAD（フラビン酵素の補酵素）としてクエン酸回路でエネルギー代謝に関与 ● 脂肪酸のβ-酸化にも補酵素として関与
	ビタミンB$_6$ ● ピリドキシン、ピリドキサール、ピリドキサミンがある ● アミノ基転移反応、アミノ酸代謝の補酵素
	ビタミンB$_{12}$ ● メチルコバラミン、アデノシルコバラミンとして、メチル基転移反応に補酵素として関与 ● 造血作用、細胞分化、核酸合成
	ビタミンC ● 抗酸化作用。ビタミンEとの同時摂取が有効 ● 鉄の吸収促進 ● コラーゲン合成、副腎皮質ホルモンの合成に必要
	ナイアシン（ニコチン酸、ニコチンアミド） ● NADやNADPの構成成分。糖質代謝、脂質代謝、アミノ酸代謝における脱水素酵素の補酵素
	葉酸 ● ジヒドロ葉酸、テトラヒドロ葉酸として、メチル基やホルミル基の転移反応に補酵素として関与 ● 核酸合成、アミノ酸代謝、細胞増殖、骨髄の造血機能
	パントテン酸 ● 補酵素A（CoA）の構成成分。アシル基転移反応の補酵素 ● 糖質代謝、脂質代謝、脂肪酸合成
	ビオチン ● ピルビン酸カルボキシラーゼ（ピルビン酸からオキサロ酢酸の合成）の補酵素 ● 糖新生、脂肪酸合成

17 ミネラルの栄養学的機能

■ 多量ミネラルと微量ミネラル

● 人体を構成するミネラルのうち、成分量の多いものが多量ミネラル、少ないものが微量ミネラル

多量ミネラル：ナトリウム（Na）、カリウム（K）、カルシウム（Ca）、マグネシウム（Mg）、リン（P）、塩素（Cl）、硫黄（S）の7種類
微量ミネラル：鉄（Fe）、亜鉛（Zn）、銅（Cu）、マンガン（Mn）、ヨウ素（I）、セレン（Se）、クロム（Cr）、モリブデン（Mo）の8種類

● pH の調節に関わるミネラルは、Na、K、Ca、Mg、P である

塩素と硫黄は『日本人の食事摂取基準（2020 年版）』に基準がありません。コバルトはビタミン B_{12} として摂取されます

◉関連キーワード <<<<<<<<<<<<<<<<<<<<

● **フィチン酸**…穀物などに含まれ、鉄、カルシウム、亜鉛などの吸収を阻害する
● **シュウ酸**…ホウレンソウなどに含まれ、鉄、カルシウム、亜鉛などの吸収を阻害する

◉理解度チェック >>>>>>>>>>>>>>>>>>>>>> ☑

□ 1 血中カルシウム濃度が上昇すると、骨吸収が促進する
□ 2 2価鉄（Fe^{2+}）は3価鉄（Fe^{3+}）より吸収されやすい
□ 3 銅を含有する酵素にはトランスフェリンがある
□ 4 亜鉛の吸収は、フィチン酸で促進される
□ 5 クロムは、インスリン作用を増強する

解答……………………………………………………………………
1．× 抑制される／2．○／3．× スーパーオキシドジスムターゼ（SOD）がある。トランスフェリンは血中の鉄輸送に関わるたんぱく質／4．× 阻害される／5．○

すっきりnavi

■ミネラルの栄養学的機能

	種類	栄養学的機能
多量ミネラル	ナトリウム Na	● 細胞外液に多く含まれる。細胞外液量の保持 ● 浸透圧調節、酸塩基平衡の維持 ● グルコースやアミノ酸の能動輸送、神経の興奮伝達
	カリウム K	● 細胞内液に多く含まれる ● 浸透圧調節、酸塩基平衡の維持 ● 神経の興奮伝達、筋収縮、たんぱく質の代謝
	カルシウム Ca	● 最も多いミネラルで、約99%は骨と歯に存在（ヒドロキシアパタイト） ● パラソルモン（副甲状腺ホルモン、PTH）の作用で骨からカルシウム遊離（骨吸収という） ● 血液凝固、酸塩基平衡、筋収縮、細胞内情報伝達
	マグネシウム Mg	● ATP依存性酵素の補助因子としてエネルギー産生に関与 ● 酸塩基平衡、細胞の興奮抑制
	リン P	● カルシウムと結合して骨・歯・毛髪・爪に存在 ● 無機リン酸は糖質代謝、エネルギー代謝に関与 ● 核酸の構成成分、酸塩基平衡の維持
	塩素 Cl	● 胃酸の構成成分。食塩として摂取
	硫黄 S	● 含硫アミノ酸に含まれる
微量ミネラル	鉄 Fe	● ヘム鉄（Fe^{2+}：二価鉄、動物性食品）と非ヘム鉄（Fe^{3+}：三価鉄、植物性食品）があり、ヘム鉄のほうが吸収率がよい ● 赤血球のヘモグロビンの構成成分 ● 筋肉内ではミオグロビンの構成成分 ● 貯蔵鉄はフェリチンやヘモジデリン ● トランスフェリンと結合して血液中を循環
	亜鉛 Zn	● スーパーオキシドジスムターゼ（SOD）の構成成分
	銅 Cu	● スーパーオキシドジスムターゼ（SOD）の構成成分 ● セルロプラスミン（鉄とヘモグロビンの結合を補強）の構成成分→造血作用
	マンガン Mn	● スーパーオキシドジスムターゼ（SOD）、ピルビン酸カルボキシラーゼ、アルギニン分解酵素の構成成分 ● 糖質代謝、脂質代謝、骨代謝に関与
	ヨウ素 I	● 甲状腺ホルモン（基礎代謝の亢進）の構成成分 ● 体内ヨウ素の70～80%は甲状腺に存在
	セレン Se	● 抗酸化酵素のグルタチオンペルオキシダーゼの構成成分 ● 甲状腺ホルモンの活性化
	クロム Cr	● 体内に存在するのは三価クロム ● クロモデュリンに結合してインスリン作用増強、脂質代謝
	モリブデン Mo	● キサンチンオキシダーゼ（キサンチンから尿酸への変換）、アルデヒドオキシダーゼ、亜硫酸オキシダーゼの構成成分

管理栄養士の合格ラインは？

● 満点をねらう必要はない

合格ラインは、例年 60％以上です。出題数は200問ですから、120問正解すれば合格ということになります。そう聞くと少しは気が楽になりませんか？

● 不合格の人でも 50％は正解？

受験者は、大学で、あるいは専門学校を出て働きながら国家試験を受けるために勉強してきたのですから、どの科目についても基礎知識はもっています。不合格の人でも大半は50％正解のレベルに達しているとの調査もあります。国家試験の80％は基礎的な内容を中心に出題されますので、基本問題を確実に解けるように、学習の優先度をつけて取り組みましょう。

● あと 20 問正解するには

100問くらいは難なく解けると考え、合格ラインを突破するためには、あと20問を正解できればよいわけです。各科目であと2～3問正解数を増やす方法を考えます。あるいは出題数全体の26％を占めているのが「人体の構造と機能及び疾病の成り立ち」と「臨床栄養学」なので、出題数の多いこの2科目を重点的に学習することで、全体の正解率アップがねらえるかもしれません。

得意分野で満点を取る手もあるぞ！

第 **2** 章

主要疾患の病態と
疾患別の臨床栄養
マネジメントに
関する知識

18 医療と臨床栄養

■ クリニカルパス

- 標準化されたケアプログラムのことをクリニカルパス（クリティカルパス）という
- 入院から退院までの治療・検査・管理（栄養管理・看護管理・服薬管理）などに対する計画を立てる
- チーム医療（栄養サポートチーム）などが行いやすくなる
- クリニカルパスに示された基準から逸脱することをバリアンスという

■ 傷病者の権利

- 患者の権利は「リスボン宣言」（1981 年の世界医師会総会で採択）に基づく
- QOL（生活の質）の向上を図る ➡ 緩和ケアの充実
- インフォームド・コンセント（説明と同意）が必要

終末期医療（ターミナルケア）における緩和医療では、栄養・食事においても、患者の嗜好を尊重し、患者の QOL の向上を図ることが大切です

◉関連キーワード <<<<<<<<<<<<<<<<<<<<<

- **栄養サポートチーム加算**…栄養障害を生じている患者やそのリスクの高い患者に対して、各専門分野の医療スタッフが栄養状態の評価・判定をし、適正な栄養補給ルート、補給方法、補給量を計画・実施する場合に、週1回 200 点加算される
- **ノーマリゼーション**…障害のある人も、差別や不自由を感じることなく、一般社会で普通に生活ができるように環境を整えていこうとする考え方。1950 年代のデンマークで理念が誕生
- **リスクマネジメント**…危険を調査分析し、対策を立てること。（例：食中毒の防止など）

すっきりnavi

■栄養ケア・マネジメントの流れ

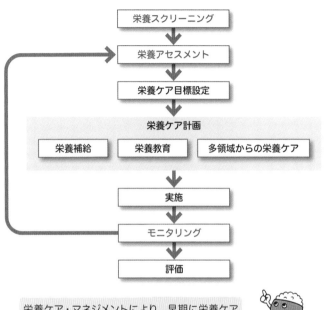

栄養スクリーニング
↓
栄養アセスメント
↓
栄養ケア目標設定
↓
栄養ケア計画

| 栄養補給 | 栄養教育 | 多領域からの栄養ケア |

↓
実施
↓
モニタリング
↓
評価

栄養ケア・マネジメントにより、早期に栄養ケアを行うことができ、疾病の治癒、悪化の抑制、QOLの低下抑制、医療費の軽減につながるんだ

◉理解度チェック >>>>>>>>>>>>>>>>>>> ☑

□1 栄養ケア・マネジメントの流れは、栄養スクリーニング→栄養アセスメント→モニタリング→栄養ケア計画→実施→評価の順である
□2 クリニカルパスには、栄養指導を含めない
□3 ノーマリゼーションとは、「生活の質」を意味する

解答
1.× 栄養スクリーニング→栄養アセスメント→栄養ケア計画→実施→モニタリング→評価の順／2.× 栄養指導も含める／3.×「生活の質」はQOL

19 栄養アセスメント

（人体）（応用）（教育）（臨床）

■ 身体計測の項目

項目	内容
体重	BMI、体重減少率（1週間3％以上、1か月5％以上、3か月7.5％以上、6か月10％以上で低栄養状態の可能性）
体脂肪量	上腕三頭筋皮下脂肪厚、上腕周囲長で測定
ウエスト／ヒップ比	男性1.0以上、女性0.9以上で上半身肥満
上腕筋囲	体たんぱく質の貯蔵状態の指標
上腕筋面積	
膝下高	推定身長

上腕三頭筋皮下脂肪厚は
上腕背側部で測定するのよ

■ 臨床検査の項目

項目	内容
血清アルブミン	内臓たんぱく質量を反映。長期の栄養状態指標。3.5g/dL以下で低アルブミン血症
急速代謝回転たんぱく質（ラピッドターンオーバープロテイン）	レチノール結合たんぱく質、プレアルブミン、トランスフェリン。短期の栄養状態の指標
窒素出納	体たんぱく質の変化。異化（カタボリズム）亢進の指標
クレアチニン身長係数	骨格筋たんぱく質量を反映。80％以下で低栄養
尿中3-メチルヒスチジン排泄量	筋たんぱく質分解率を反映。除脂肪体重と相関
遅延型皮膚反応、白血球数、総リンパ球数	免疫能の指標

⊙関連キーワード <<<<<<<<<<<<<<<<<<<<<

● 脱水…体液量（細胞外液量）の減少。高張性脱水症（水欠乏性脱水）、低張性脱水症（ナトリウム欠乏性脱水）、等張性脱水症がある

● 浮腫…たんぱく質低栄養状態（腹水）、肝硬変（腹水）、心不全（胸水）、腎不全（上眼瞼）、ネフローゼ症候群（顔面と下肢）などで生じる

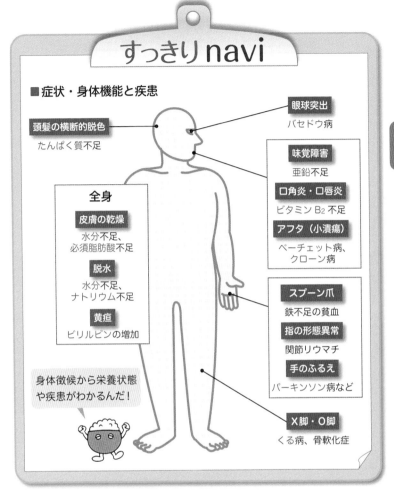

すっきりnavi

■症状・身体機能と疾患

頭髪の横断的脱色
たんぱく質不足

眼球突出
バセドウ病

味覚障害
亜鉛不足

口角炎・口唇炎
ビタミン B_2 不足

アフタ（小潰瘍）
ベーチェット病、
クローン病

全身

皮膚の乾燥
水分不足、
必須脂肪酸不足

脱水
水分不足、
ナトリウム不足

黄疸
ビリルビンの増加

スプーン爪
鉄不足の貧血

指の形態異常
関節リウマチ

手のふるえ
パーキンソン病など

X脚・O脚
くる病、骨軟化症

身体徴候から栄養状態
や疾患がわかるんだ！

◉理解度チェック >>>>>>>>>>>>>>>>>>>>>>>>> ☑

- □1 クレアチニン身長係数により、推定身長を求められる
- □2 スプーン爪は、亜鉛欠乏でみられる
- □3 負の窒素出納は、体たんぱく質の減少を表す
- □4 クレアチニンクリアランスは、腎機能異常の指標となる

解答
1．× 骨格筋たんぱく質量を反映する／2．× 鉄不足の貧血でみられる／3．○／
4．○

20 経腸栄養補給法

■ 経腸栄養補給法の適応

● 咀しゃく・嚥下機能は障害されているが、消化吸収機能は保たれている場合に適応

● 適応疾患は、咀しゃく・嚥下困難（意識障害、脳神経障害など）、通過・蠕動障害（食道がんや胃がんなどの術後）、全身状態不良（外傷、重症の臓器障害など）

● 禁忌…消化管穿孔、イレウス（腸閉塞）、消化管出血

■ 経腸栄養剤の種類と成分

剤名	主成分	特徴
成分栄養剤	糖質…デキストリン（でんぷんの分解産物） たんぱく質…アミノ酸 脂質…ほとんど含まれていない	消化はほとんど不要。長期使用では必須脂肪酸が不足するおそれ
消化態栄養剤	糖質…デキストリン たんぱく質…低分子ペプチドとアミノ酸	消化は多少必要。残渣はほとんどなし
半消化態栄養剤	糖質…デキストリンなど たんぱく質…カゼイン、大豆たんぱく質 脂質…必要量含まれている	低残渣

1kcal/mL 濃度の経腸栄養剤 100mL の水分含有量は 85 mL だよ

■ 合併症

● 誤嚥性肺炎…飲食物が気管に入ることなどが原因

● 下痢…経腸栄養剤の浸透圧が高いほど起こりやすい。浸透圧は、成分栄養剤＞消化態栄養剤＞半消化態栄養剤の順になっている。投与速度を遅くすると下痢を予防できる

⊙関連キーワード <<<<<<<<<<<<<<<<

● 濃厚流動食…通常の食事に使われる材料を粉砕したもの

● 食物繊維配合栄養剤…半消化態栄養剤に食物残渣を添加したもの

すっきり navi

■ 経腸栄養補給法の投与ルート

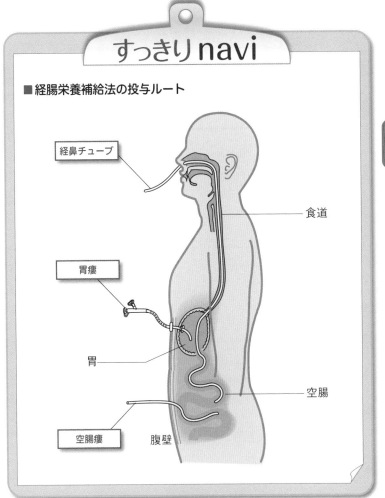

経鼻チューブ

食道

胃瘻

胃

空腸

空腸瘻　腹壁

⊙理解度チェック >>>>>>>>>>>>>>>>>>> ☑

□1 イレウス（腸閉塞）では、胃瘻チューブより投与する
□2 成分栄養剤の糖質源として、でんぷんが用いられる
□3 消化態栄養剤は、窒素源に低分子ペプチドを含む

解答
1. × 経腸栄養補給法はイレウスでは禁忌／2. × でんぷんではなくデキストリン
／3. ○

21 静脈栄養補給法

人体　臨床

■ 静脈栄養補給法の適応

● 経腸栄養補給が不可能か、消化吸収機能が著しく損なわれている場合に適応。在宅も可能
● 適応疾患は、腸疾患（イレウス、麻痺性腸疾患、消化管出血、クローン病、潰瘍性大腸炎など）、重症膵炎、消化管手術前後、短腸症候群、重症の熱傷、重症外傷など

■ 中心静脈栄養補給法と末梢静脈栄養補給法

	中心静脈栄養補給法（TPN）	末梢静脈栄養補給法（PPN）
経路	鎖骨下静脈→上大静脈	末梢静脈
期間	1～2週間以上	短期
特徴	大量の補液や高カロリー輸液が可能。ブドウ糖、アミノ酸、電解質、微量元素、ビタミン、脂肪乳剤	約1,400kcal/日が限度アミノ酸製剤、脂肪乳剤血管炎（静脈炎）を起こしやすい

中心静脈栄養補給法では、高血糖、電解質・微量元素・ビタミンなどの代謝に関連した合併症のおそれがあるのよ ▶

■ 輸液の成分

● 高カロリー輸液用微量元素製剤には鉄、亜鉛、銅、ヨウ素、マンガンが含まれる
● カルシウム投与量は経腸栄養補給法より少なくてよい

◉関連キーワード ‹‹‹‹‹‹‹‹‹‹‹‹‹‹‹‹‹‹‹‹ ⚷

● バクテリアルトランスロケーション…腸管内の細菌が腸管外へ移ること。敗血症を起こしやすい。静脈栄養補給法を長期に続け、腸管が使われなくなると起こしやすい
● リフィーディング症候群…慢性的に低栄養状態にあった患者に、急激に高エネルギーの栄養補給を行った場合に生じる。低リン血症、低マグネシウム血症、低カリウム血症を起こしやすい

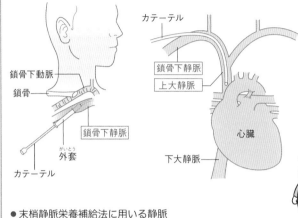

すっきりnavi

■中心静脈栄養補給法と末梢静脈栄養補給法

● 中心静脈栄養補給法の例（鎖骨下静脈カテーテル挿入法）

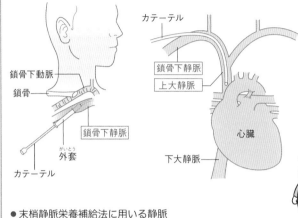

カテーテル

鎖骨下動脈

鎖骨

鎖骨下静脈

上大静脈

心臓

鎖骨下静脈

外套（がいとう）

カテーテル

下大静脈

● 末梢静脈栄養補給法に用いる静脈

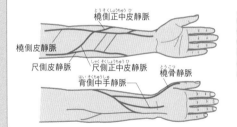

橈側正中皮静脈（とうそくくせいちゅうひ）

橈側皮静脈

尺側皮静脈

尺側正中皮静脈（しゃくそくくせいちゅう）

橈骨静脈（とうこつ）

背側中手静脈（はいそくちゅうしゅ）

中心静脈栄養補給法
では、カテーテル挿入
時の気胸やカテーテル
逸脱に注意が必要です

⊙理解度チェック ＞＞＞＞＞＞＞＞＞＞＞＞＞＞＞ ☑

□ **1** 末梢静脈栄養補給法では、1日に 2,000kcal の輸液を行うことができる

□ **2** 高カロリー輸液用微量元素製剤には、亜鉛が含まれる

□ **3** 中心静脈栄養補給法では、ビタミン B_1 欠乏による乳酸アシドーシスをきたすことがある

解答
1 . × 約 1,400kcal/ 日が限度／ **2** . ○ ／ **3** . ○

基礎 臨床 公衆

22 栄養障害

■ たんぱく質・エネルギー低栄養状態：PEM

- たんぱく質・エネルギー低栄養状態（PEM）には**クワシオルコル**と**マラスムス**がある
- アフリカ熱帯地方などにみられるが、日本でも極端なダイエットをしている若年女性、病院入院患者、高齢者などにみられる
- 症状…るいそう（やせ）、浮腫、低体温、創傷治癒遅延
- 栄養ケア…35kcal/kg 標準体重 / 日以上のエネルギー補給。消化吸収能力が低下していることが多いので、食物繊維は控えめにする

■ PEM の診断

項目	判定
％標準体重	80％以下
血清アルブミン	3.0g/dL 以下
血清トランスフェリン	200mg/dL 以下
総リンパ球数（免疫能の評価）	1,000/μL 以下
遅延型皮膚反応（免疫能の評価）	直径 5 mm 以下

高齢者の PEM は筋肉量が減って寝たきりになりやすく、感染症や合併症を誘発しやすいので注意が必要ね

◉関連キーワード <<<<<<<<<<<<<<<<<<<<<<

- **マラスムス・クワシオルコル型**…低アルブミン血症と体重減少が同時に起こる
- **ケトン体**…飢餓状態が続くと血液中に増加し、アシドーシスを招く

すっきりnavi

■ クワシオルコルとマラスムス

クワシオルコル

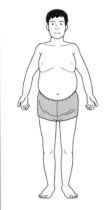

マラスムス

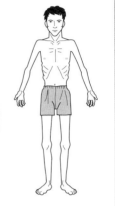

栄養不良期間は、クワシオルコルは短期、マラスムスは長期（慢性）だよ

クワシオルコル		マラスムス
充足	エネルギー	不足
不足	たんぱく質	不足
変化なしまたは増加	体重	減少
減少	血清総たんぱく質・血清アルブミン	**正常**
正常	体脂肪・筋肉量	減少
低下	免疫能	低下

⊙理解度チェック ＞＞＞＞＞＞＞＞＞＞＞＞＞＞＞＞ ☑

- □ **1** 小児の体重が身長相当標準体重の 80％以下の場合は、栄養失調症である
- □ **2** クワシオルコルでは、褥瘡の発症率は低下する
- □ **3** マラスムス型栄養障害の治療開始時には、投与エネルギー量を 50kcal/kg 標準体重 / 日以上とする

解答
1. ○／**2**. × 上昇する／**3**. × 35 kcal/kg 標準体重 / 日以上

23 糖尿病

■ 糖尿病の概要

- 膵臓からのインスリンの分泌や末梢組織におけるインスリン感受性が低下することにより、血糖値が上昇する疾患である
- 成因により1型糖尿病、2型糖尿病のほか、特定の機序・疾患によるものと妊娠糖尿病の4つに分けられる
- 耐糖能異常が長く続くことで血管や神経が障害され、3大合併症の糖尿病網膜症、糖尿病腎症、糖尿病神経障害をはじめとして、さまざまな合併症が引き起こされる

■ 1型糖尿病と2型糖尿病

	1型糖尿病	2型糖尿病
発症のしくみ	主に自己免疫を基礎にした膵B（β）細胞破壊	遺伝因子に過食（とくに高脂肪食）、運動不足などの生活習慣上の要因が加わると発症しやすくなる
発症年齢	子どもや若年者	中高年
肥満度	肥満とは関係がない	肥満または肥満の既往が多い
全体の割合	1〜2%	95%以上
インスリン分泌能	著しく低下または破壊	多くは軽度低下
インスリン抵抗性	なし	あり
治療	インスリン注射が必須	食事療法と運動療法が基本、必要に応じて薬物療法を行う
糖尿病昏睡	ケトアシドーシス性昏睡	高血糖高浸透圧性昏睡
進行度合	急激	ゆるやか

糖尿病が強く疑われる人は、20歳以上の男性で19.7%、女性で10.8%もいるのよ

⊙関連キーワード <<<<<<<<<<<<<<<<<<<<

- **耐糖能異常**…血糖値が上昇する病態
- **HbA1c**…赤血球のたんぱく質であるヘモグロビン（Hb）にブドウ糖が結合したもの。過去1〜2か月間の平均血糖値を反映する指標

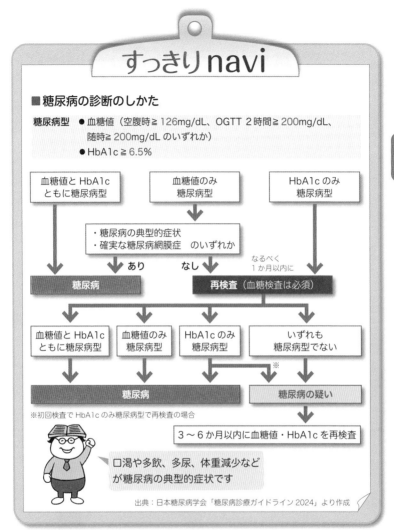

すっきりnavi

■糖尿病の診断のしかた

糖尿病型
- 血糖値（空腹時≧126mg/dL、OGTT 2時間≧200mg/dL、随時≧200mg/dL のいずれか）
- HbA1c ≧ 6.5%

```
血糖値とHbA1c        血糖値のみ          HbA1cのみ
ともに糖尿病型        糖尿病型           糖尿病型
```

・糖尿病の典型的症状
・確実な糖尿病網膜症　のいずれか

あり　　　**なし**　　　なるべく1か月以内に

糖尿病　　　　**再検査**（血糖検査は必須）

```
血糖値とHbA1c    血糖値のみ     HbA1cのみ      いずれも
ともに糖尿病型    糖尿病型      糖尿病型       糖尿病型でない
```

糖尿病　　　　　　　　　　**糖尿病の疑い**

※初回検査でHbA1cのみ糖尿病型で再検査の場合

3～6か月以内に血糖値・HbA1cを再検査

口渇や多飲、多尿、体重減少などが糖尿病の典型的症状です

出典：日本糖尿病学会「糖尿病診療ガイドライン2024」より作成

⊙理解度チェック ＞＞＞＞＞＞＞＞＞＞＞＞＞＞＞＞＞＞＞ ☑

□**1** 2型糖尿病は遺伝因子が関わる
□**2** 初診時の早朝空腹時血糖値128mg/dL であれば、糖尿病型と診断できる
□**3** 糖尿病神経障害は、尿中微量アルブミンの出現で診断される

解答
1. ○／2. ○／3. × 尿中微量アルブミン量でみるのは糖尿病腎症

24 肥満、メタボリックシンドローム

■ 肥満

- 肥満度の判定基準には BMI を使う。BMI ＝体重 (kg) ÷身長 (m)^2
  BMI は 18.5 以上 25 未満が正常、25 以上が肥満、35 以上が高度肥満
- 肥満には単純性（原発性）肥満と症候性（二次性）肥満がある。症候性肥満の基礎疾患としては内分泌性疾患（クッシング症候群、甲状腺機能低下症、視床下部障害）、遺伝性疾患などがある
- 単純性肥満の治療はエネルギー制限による食事療法と運動療法（約200 ～ 300kcal/ 日）の併用
- 肥満症に伴う疾患には、高血圧、糖尿病、耐糖能異常、脂質異常症、高尿酸血症、痛風、冠状動脈疾患（心筋梗塞、狭心症）、脂肪肝、脳梗塞、睡眠時無呼吸症候群、変形性関節症などがある

■ メタボリックシンドロームの診断基準

- ① ＋（②～④のうちの 2 項目以上）

①腹囲（内臓脂肪蓄積）	男性 85cm 以上、女性 90 cm 以上
②脂質代謝異常	トリグリセリド（中性脂肪）150mg/dL 以上または／かつ HDL コレステロール 40mg/dL 未満
③血圧高値	収縮期血圧 130mmHg 以上または／かつ拡張期血圧 85mmHg 以上
④耐糖能異常	空腹時血糖値 110mg/dL 以上

メタボリックシンドロームの概念は、特定健康診査・特定保健指導にとり入れられています

◉関連キーワード <<<<<<<<<<<<<<<<<<

- 肥満度（%）… （実測体重－標準体重）÷標準体重× 100
- 標準体重（**kg**）…身長 (m)^2 × 22
- マジンドール…食欲抑制薬。肥満度＋ 70%以上または BMI35 以上が対象

すっきりnavi

■ 上半身肥満と下半身肥満

上半身肥満（リンゴ型肥満）

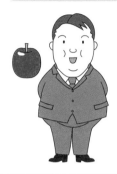

- 腹部周囲に脂肪が多く沈着
- 男性に多い
- 内臓脂肪型肥満に多くみられる
  →生活習慣病と関連

下半身肥満（洋ナシ型肥満）

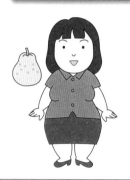

- 臀部や大腿部に脂肪が多く沈着
- 女性に多い
- 比較的、心配がいらない
- 皮下脂肪型肥満に多くみられる

CTスキャンによっておへその高さでの内臓脂肪の面積が100cm² 以上の場合を、内臓脂肪型肥満と判定するのよ

⊙理解度チェック >>>>>>>>>>>>>>>>>>>> ☑

- ☐1 内臓脂肪型肥満は、皮下脂肪型肥満に比べて動脈硬化のリスクが低い
- ☐2 二次性肥満は、原発性肥満より多い
- ☐3 メタボリックシンドロームの診断には、LDLコレステロール値を用いる

解答
1．× リスクが高い／2．× 原発性肥満より少ない／3．× トリグリセリド、HDL
コレステロールの値を用いる

25 高尿酸血症、痛風

■ 高尿酸血症

- 尿酸はプリン代謝の最終産物である。血清尿酸値（基準値は性別・年齢を問わず 7.0mg/dL 以下）が 7.0mg/dL 超の場合を高尿酸血症という
- 女性より男性に多い
- 危険因子はアルコール、無酸素運動、ストレスなど
- 尿酸産生過剰型と尿酸排泄低下型および混合型がある。尿酸産生過剰型は尿酸生成抑制薬（アロプリノールなど）、尿酸排泄低下型は尿酸排泄促進薬（ベンズブロマロンなど）で治療

■ 痛風

- 尿酸の結晶（尿酸塩）が関節腔内に析出し、強い痛みを感じる
- 第一中足趾節関節や足関節、膝関節に多くみられる
- 痛風発作の薬物療法には非ステロイド性抗炎症薬（NSAIDs）を使用

■ 高尿酸血症・痛風の栄養ケア

- プリン体の多い食品やアルコールの摂取制限
- 尿をアルカリ化する食品（野菜や海藻など）の摂取
- 1 日の尿量を 2,000mL 以上に保つように飲水指導を行う

> プリン体を多く含む食品は、レバー、白子、魚の干物などです

◉関連キーワード <<<<<<<<<<<<<<<<<<<<<

- 痛風腎…尿酸の結晶が腎臓内にでき、慢性間質性腎炎を引き起こす
- 痛風結石…手足の母指の関節、耳、鼻などの軟骨や皮下組織に尿酸の結石がつくられること

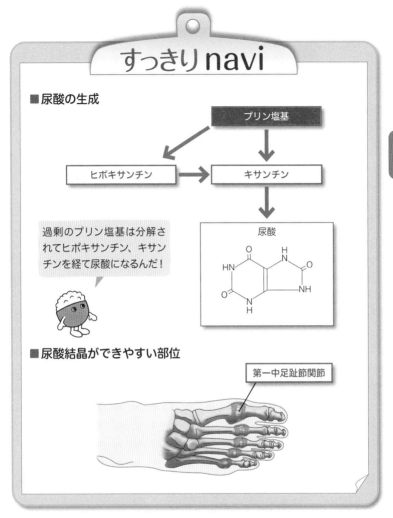

すっきり navi

■ 尿酸の生成

プリン塩基

ヒポキサンチン → キサンチン

過剰のプリン塩基は分解されてヒポキサンチン、キサンチンを経て尿酸になるんだ!

尿酸

■ 尿酸結晶ができやすい部位

第一中足趾節関節

⊙理解度チェック >>>>>>>>>>>>>>>>>>> ☑

□ 1 アルコールの摂取は、尿酸の排泄を促進する
□ 2 尿酸結石の予防には、尿を酸性化する
□ 3 痛風発作極期には、アロプリノール(尿酸生成抑制薬)を使用する

解答
1.× 阻害する／2.× アルカリ化する／3.× 非ステロイド性抗炎症薬(NSAIDs)を使用

26 脂質異常症

社会 人体 基礎 臨床

■ 脂質異常症の定義

● 血液中の LDL コレステロール、トリグリセリド（中性脂肪）が過剰、または HDL コレステロールが不足している状態

■ 日本動脈硬化学会による脂質異常症の診断基準

高 LDL コレステロール血症	LDL コレステロール　140mg/dL 以上
境界域高 LDL コレステロール血症	LDL コレステロール　120 〜 139mg/dL
低 HDL コレステロール血症	HDL コレステロール　40mg/dL 未満
高トリグリセリド血症	トリグリセリド　空腹時採血　150mg/dL 以上 随時採血　175mg/dL 以上
高 non-HDL コレステロール血症	non-HDL コレステロール*　170mg/dL 以上
境界域高 non-HDL コレステロール血症	non-HDL コレステロール　150 〜 169mg/dL

* non-HDL コレステロール値＝ TC 値−HDL 値

（2022 年版から引用）

● 脂質異常症は動脈硬化とそれに伴う心筋梗塞や脳血管障害などの動脈硬化性疾患の発症や進行のリスクを高める

■ 脂質異常症の分類

原発性 （遺伝性） 脂質異常症	家族性高コレステロール血症	著明な高 LDL コレステロール血症
	原発性高カイロミクロン血症	著明な高トリグリセリド血症。急性膵炎を繰り返す
	家族性III型 高脂血症	コレステロールやトリグリセリドが高値
続発性 （二次性） 脂質異常症	生活習慣が原因	アルコール多飲、高エネルギー食、高糖質食、コレステロールや飽和脂肪酸の過剰摂取、運動不足
	疾患が原因	甲状腺機能低下症、肥満、糖尿病、ネフローゼ症候群、クッシング症候群

◎ 関連キーワード <<<<<<<<<<<<<<<<<<<<

● 黄色腫…目のまわりなどの皮膚にできる黄色く盛り上がった発疹。高度の脂質異常症や長期にわたる脂質異常症で起こりやすい

● 急性膵炎…トリグリセリドが 1,000mg/dL 以上で起こりやすい

すっきりnavi

■脂質異常症の栄養ケア

● 適正体重の維持と栄養素配分のバランス

- 標準体重を目標に身体活動量に適した摂取エネルギー量と栄養素バランス（脂肪 20 ～ 25％、炭水化物を 50 ～ 60％）を維持する
- 肥満を解消するためには、エネルギー摂取量（kcal）＝標準体重（kg）×25 ～ 30（kcal）を目指すが、まずは、現状から 1 日に 250kcal 程度を減じることから始める

● 脂質の選択

- 飽和脂肪酸：エネルギー比率 4.5％以上 7％未満
- n-3 系多価不飽和脂肪酸の摂取を増やし、トランス脂肪酸の摂取を控える

● 炭水化物の選択

- GI*、GL* の低い食事が望ましい
- 食物繊維はできるだけ多くとる（1 日 25g 以上を目安とする）
- ショ糖、単糖類、特に果糖の過剰摂取に注意する

● コレステロール摂取量を 200mg/ 日未満に抑える

● 大豆・大豆製品、野菜、果物を十分にとる

● 食塩摂取を 6g/ 日未満にする

● アルコール摂取を 25g/ 日以下に抑える

高トリグリセリド血症では、アルコールの摂取は制限が必要だよ！

* GI（グリセミックインデックス）：食事として摂取された炭水化物が糖に変化して血糖値を上昇させる能力の指標
* GL（グリセミックロード）：GI を考慮した炭水化物摂取総量の指標

出典：日本動脈硬化学会「脂質異常症治療ガイド第 3 版（2017 年）」

◉理解度チェック >>>>>>>>>>>>>>>>>>>>> ☑

□ 1 低 HDL コレステロール血症では、動脈硬化のリスクが軽減される
□ 2 non-HDL コレステロール低値は、虚血性心疾患の危険因子である
□ 3 高 LDL コレステロール血症では、コレステロール摂取量を 200mg/ 日未満とする

解答
1．× リスクが高まる／ 2．× 低値ではなく高値が危険因子／ 3．○

27 消化器疾患

■ 胃・十二指腸の疾患

	胃食道逆流症	胃・十二指腸潰瘍	たんぱく漏出性胃腸症
病態	胃の内容物（および胃酸）が食道に逆流する	粘膜組織の欠損	消化管内にたんぱく質（アルブミン）が漏出
原因	食道裂孔ヘルニア、下部食道括約筋（LES）圧低下、腹圧亢進など	ヘリコバクター・ピロリ感染	メネトリエ病、クローン病、潰瘍性大腸炎など
症状	胸やけ	心窩部痛、胸やけ、食欲不振	顔面や下肢の浮腫腹水、胸水もあり
栄養ケア	1回の食事量を減らして回数を増やすアルコール、コーヒー、チョコレート、炭酸飲料などを避ける	高たんぱく食	中鎖脂肪酸を主成分とする経腸栄養剤高エネルギー、高たんぱく、低脂肪食

■ 炎症性腸疾患

	クローン病	潰瘍性大腸炎
病態	肉芽腫炎症性疾患。小腸末端部に多いが、全消化管に病変がみられる	大腸粘膜の非特異性炎症性疾患
原因	不明	不明。自己免疫異常の疑い
症状	腹痛、下痢、発熱、体重減少	粘血便、下痢、腹痛、貧血、発熱
栄養ケア	低脂肪、低残渣食。経腸栄養補給法では半消化態栄養剤や成分栄養剤投与	低残渣食。高たんぱく、低脂肪食牛乳や乳製品は避ける

消化管のがんには食道がん、胃がん、大腸がんなどがあって、胃がんは減って大腸がんも減少傾向ね

⦿関連キーワード <<<<<<<<<<<<<<<<<<<

- **過敏性腸症候群**…器質的異常は認められない。便秘が主体、下痢が主体、下痢と便秘の繰り返しの3タイプ
- **胆石**…急性期には1〜2日絶食し、その後、糖質中心の食事を開始する。脂質を制限する

すっきりnavi

■消化器の構造と疾患

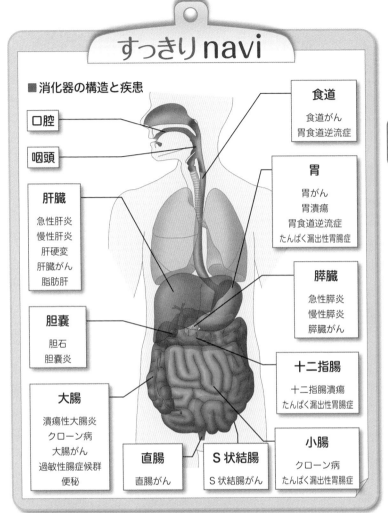

口腔

咽頭

食道
食道がん
胃食道逆流症

肝臓
急性肝炎
慢性肝炎
肝硬変
肝臓がん
脂肪肝

胃
胃がん
胃潰瘍
胃食道逆流症
たんぱく漏出性胃腸症

膵臓
急性膵炎
慢性膵炎
膵臓がん

胆嚢
胆石
胆嚢炎

十二指腸
十二指腸潰瘍
たんぱく漏出性胃腸症

大腸
潰瘍性大腸炎
クローン病
大腸がん
過敏性腸症候群
便秘

直腸
直腸がん

S状結腸
S状結腸がん

小腸
クローン病
たんぱく漏出性胃腸症

◉理解度チェック >>>>>>>>>>>>>>>>>>>>>>>> ☑

□ **1** 胃食道逆流症では、1回当たりの食事量を多くする
□ **2** たんぱく漏出性胃腸症では、高アルブミン血症がみられる
□ **3** クローン病では、低エネルギー食とする

解答‥‥
1. × 1回の食事量を減らす／2. × 低アルブミン血症がみられる／3. × 高エネルギー食とする

28 肝疾患

■ 肝炎

- 肝炎ウイルスにはＡ、Ｂ、Ｃ、Ｄ、Ｅ型などがあり、Ａ型とＥ型は経口感染、Ｂ型とＣ型、Ｄ型は血液を介して感染する
- Ｂ型とＣ型は慢性化するおそれがある

■ 肝硬変

- 原因はＣ型肝炎が多く、次いでＢ型肝炎
- 代償期と非代償期に分けられる。代償期では日常生活に支障が少ないが、非代償期では腹水、浮腫、黄疸、肝性脳症（血中アンモニアなどの増加が原因）などがみられる。さらに、食道静脈瘤破裂、肝性昏睡、大量の腹水などから肝不全となる
- 血清アルブミン濃度が低下、免疫グロブリンは増加、アンモニアは増加、血小板数は減少、プロトロンビン時間は延長する
- インスリン抵抗性による耐糖能異常、たんぱく質の異化亢進、負の窒素出納が生じる
- フィッシャー比…分枝アミノ酸（BCAA：バリン、ロイシン、イソロイシン）と芳香族アミノ酸（AAA：フェニルアラニン、チロシン）のモル比。肝硬変では低下する。AAA は偽性神経伝達物質として作用するため、その増加は肝性脳症を悪化させる

黄疸は血中ビリルビン濃度が上昇するためみられるのよ

⊙関連キーワード ≪≪≪≪≪≪≪≪≪≪≪≪≪≪≪≪≪ 🔑

- **脂肪肝**…肝細胞内に中性脂肪が過剰に蓄積した状態
- **非アルコール性脂肪性肝炎（NASH）**…アルコールの関与がないのに脂肪肝を発症し、炎症を伴う。肝硬変へ進展することもある

すっきりnavi

■肝硬変の栄養ケア

エネルギー

- 代償期では 25 ～ 30kcal/kg/ 日のエネルギー補給
- 耐糖能異常、インスリン抵抗性に注意する
- LES 食とよばれる補食（夜食）を 200kcal/ 日程度とる
- 1日4回食、5回食にする

たんぱく質

- 代償期では 1.2 ～ 1.3g/kg/日が必要
- 高アンモニア血症では 30g/日以内に制限する。昏睡状態では0
- 分枝アミノ酸（BCAA：バリン、ロイシン、イソロイシン）を増やし、芳香族アミノ酸（AAA：フェニルアラニン、チロシン）を減らす

脂質

- 黄疸がない場合は総エネルギーの 20 ～ 25%
- 黄疸がある場合は 40 ～ 50g/ 日

食塩

- 腹水・浮腫がある場合は、代償期で 6g/ 日以下、非代償期で5g/ 日以下

水分

- 極端な水分制限は不要
- 血清ナトリウム値に注意

便秘予防

- 便秘は高アンモニア血症を引き起こす
- 水溶性食物繊維、オリゴ糖、難消化性のラクチュロースなどを補給

やわらかい食べ物

- 食道静脈瘤からの出血を防ぐ

◉理解度チェック >>>>>>>>>>>>>>>>>>>> ☑

□1 非アルコール性脂肪性肝炎（NASH）では、インスリン抵抗性がみられる
□2 非代償性肝硬変では、フィッシャー比が上昇する
□3 非代償期の肝硬変では、フェニルアラニンを補給する

解答..
1.○／2.× 低下する／3.× 分枝アミノ酸（BCAA：バリン、ロイシン、イソロイシン）を補給する

29 腎・尿路疾患

■ CKD（慢性腎臓病）

● CKD の定義…①尿異常、画像診断、血液、病理で腎障害の存在が明らか。特にたんぱく尿の存在が重要、②糸球体ろ過量（GFR）が 60mL/ 分 /1.73m^2 未満。①、②のいずれか、または両方が 3 か月以上持続すること

GFR の測定は煩雑なので、血清クレアチニン値と年齢・性別から算出できる推算糸球体ろ過量（eGFR）が用いられることが多いんだよ

■ ネフローゼ症候群

● 腎臓の糸球体が障害され、多量のたんぱく質が尿中に漏れ、血液中の血清たんぱく質が減少する。脂質異常症、浮腫も起こす

● 診断基準は、① 1 日の尿たんぱく量が 3.5 g 以上、②血清アルブミン値では 3.0 g/dL 以下（血清総たんぱく質量が 6.0g/dL 以下）、③血清総コレステロール値が 250mg/dL 以上、④浮腫があること

■ 腎不全

● 急性腎不全では、高窒素血症による尿毒症その他の腎不全症状をきたす。血清クレアチニン値が急速に上昇し、血中尿素窒素（BUN）も増加する（クレアチニンは糸球体でろ過される）

● 慢性腎不全の原因は慢性糸球体腎炎や糖尿病が多い。代謝性アシドーシスによる酸塩基平衡異常がみられる

◉関連キーワード <<<<<<<<<<<<<<<<<<<<

● エリスロポエチン…腎臓でつくられ、赤血球の産生を増加させるホルモン。腎機能が低下すると産生も低下し、腎性貧血を引き起こす

● レニン…尿中へのナトリウム（塩分）の排泄低下、血液量の増加、血圧の上昇に働くホルモン

すっきりnavi

■腎疾患の栄養ケア

● CKD ステージによる食事療法基準

ステージ（GFR）	エネルギー (kcal/kgBW/日)	たんぱく質 (g/kgBW/日)	食塩 (g/日)	カリウム (mg/日)
ステージ1（GFR90 以上）	25 〜 35	過剰な摂取をしない	3 以上 6 未満	制限しない
ステージ2（GFR60 〜 89）				
ステージ3a（GFR45 〜 59）		0.8 〜 1.0		
ステージ3b（GFR30 〜 44）				2,000 以下
ステージ4（GFR15 〜 29）		0.6 〜 0.8		1,500 以下
ステージ5（GFR15 未満）				
5D（透析療法中）	下表			

注）エネルギーや栄養素は、適正な量を設定するために、合併する疾患（糖尿病、肥満など）のガイドラインなどを参照して病態に応じて調整する。性別、年齢、身体活動度などにより異なる。
注）体重は基本的に標準体重（BMI = 22）を用いる。

ステージ 5D	エネルギー (kcal/kgBW/日)	たんぱく質 (g/kgBW/日)	食塩 (g/日)	水分	カリウム (mg/日)	リン (mg/日)
血液透析（週3回）	30 〜 35[1,2]	0.9 〜 1.2[1]	6 未満[3]	できるだけ少なく	2,000 以下	たんぱく質 (g) ×15 以下
腹膜透析	30 〜 35[1,2,4]	0.9 〜 1.2[1]	PD 除水量(L)×7.5 + 尿量 (L) ×5	PD 除水量+尿量	制限なし[5]	たんぱく質 (g) ×15 以下

*1) 体重は基本的に標準体重（BMI = 22）を用いる。
*2) 性別、年齢、合併症、身体活動度により異なる。
*3) 尿量、身体活動度、体格、栄養状態、透析間体重増加を考慮して適宜調整する。
*4) 腹膜吸収ブドウ糖からのエネルギー分を差し引く。
*5) 高カリウム血症を認める場合には血液透析同様に制限する。

> 透析開始後は、たんぱく質の制限は大幅にゆるやかになりますが、水分・食塩・カリウム・リンの制限は必要です

出典：日本腎臓学会「慢性腎臓病に対する食事療法基準 2014 年版」より作成

⦿理解度チェック >>>>>>>>>>>>>>>>>>>>>>> ☑

□1 推算糸球体ろ過量（eGFR）は、血清クレアチニン値を用いて算出する
□2 高血圧は、ネフローゼ症候群の診断基準の1つである
□3 CKD（慢性腎臓病）のステージ2では、カリウムの摂取量を制限する

解答
1.○／2.× 診断基準は尿たんぱく量、血清アルブミン値（血清総たんぱく質量）、血清総コレステロール値、浮腫／3.× カリウムはステージ3bから制限する

30 血圧調節

社会 人体 基礎 臨床

高血圧の定義

● 本態性高血圧と二次性高血圧（腎臓疾患などが原因）がある。本態性高血圧は全体の90％以上を占め、遺伝的要因と環境要因が関与

分類	収縮期血圧 (mmHg)		拡張期血圧 (mmHg)
正常血圧	120 未満	かつ	80 未満
高値血圧	130 〜 139	かつ／または	80 〜 89
高血圧*	140 以上	かつ／または	90 以上

＊診察室血圧（家庭内血圧では 135 以上かつ／または 85 以上）。さらに高血圧は I 度(140 〜 159 かつ／または 90 〜 99)、II 度(160 〜 179 かつ／または 100 〜 109)、III 度(180 以上かつ／または 110 以上）に分類される

生活習慣の修正項目

減塩	6g/ 日未満
食事パターン	野菜・果物、多価不飽和脂肪酸、低脂肪乳製品の積極的摂取、コレステロールや飽和脂肪酸の摂取制限
適正体重の維持	BMI が 25 未満
運動	有酸素運動を毎日 30 分または週に 180 分以上
節酒（エタノール換算）	男性 20 〜 30mL/ 日以下 女性 10 〜 20mL/ 日以下
禁煙	(受動喫煙の防止も含む)

重い腎障害の患者さんの場合、高カリウム血症のリスクがあるので、野菜や果物の積極的摂取は推奨しません。また、果物は糖分が多いので、肥満者や糖尿病の方にはすすめられません

高血圧の治療に使用される薬物

● 利尿薬：体液量が減少し、心拍出量が低下する、カルシウム拮抗薬：血管抵抗を下げる、β（交感神経）遮断薬、α（交感神経）遮断薬、レニン - アンギオテンシン系（RAS）遮断薬（ACE 阻害薬など）

⊙関連キーワード <<<<<<<<<<<<<<<<<<<<<<

● 一酸化窒素…血管内皮細胞が産生し、その作用で血管平滑筋を弛緩させて血管を拡張し、血圧を低下させる

すっきりnavi

■血圧調節のメカニズム

血圧＝心拍出量×末梢血管抵抗

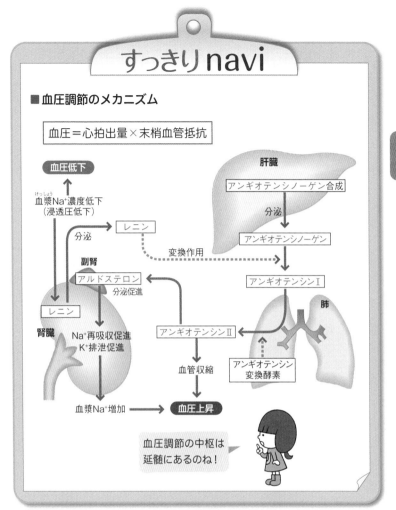

血圧調節の中枢は
延髄にあるのね！

⊙理解度チェック ＞＞＞＞＞＞＞＞＞＞＞＞＞＞＞＞＞ ☑

□1 レニンは、血圧上昇により腎臓からの分泌が亢進する
□2 合併症のない高血圧患者の生活指導として、飽和脂肪酸の摂取を勧める
□3 アンギオテンシン変換酵素阻害薬は尿中ナトリウム排泄を促進する

解答...
1．× 血圧低下で分泌亢進、血圧を上昇させる／2．× 飽和脂肪酸は摂取制限する
／3．○

31 循環器疾患

■ 狭心症と心筋梗塞

● 狭心症と心筋梗塞を合わせて虚血性心疾患という

	狭心症	心筋梗塞
病態	冠状動脈の狭窄 労作性狭心症と安静時狭心症に分けられる	冠状動脈の閉塞→細胞壊死 発症からの経過時間により、急性と陳旧性に分けられる
症状	胸痛は長くても10分程度でおさまる	胸痛が15分以上。顔面蒼白、発汗、吐き気、嘔吐、めまい、意識障害
治療	発作時はニトログリセリン	ニトログリセリンは無効

● ビタミンKの過剰摂取は心筋梗塞の治療薬であるワルファリン（抗凝固薬）の薬効を減弱させる。クロレラ、納豆は禁忌

■ 心不全

● 左心不全では肺静脈にうっ血が起こる。症状は、肺水腫、尿量減少、四肢冷感、めまい、血圧低下、易疲労感、運動能力低下など

● 右心不全では体静脈にうっ血が起こる。症状は、全身倦怠感、食欲低下、悪心・嘔吐、浮腫、肝腫大、腹水など

■ 脳血管障害

● 脳出血（脳内出血）、くも膜下出血、脳梗塞、一過性脳虚血発作（TIA）をまとめて脳血管障害という。急性期には脳浮腫を起こし、頭蓋内圧亢進から脳ヘルニアとなり、生命が危険。後遺症には運動麻痺、知覚障害などがある。リハビリテーションは急性期から始める

● 急性期は脱水の有無を確認。慢性期は経口摂取を主とし、経鼻チューブまたは胃瘻などで栄養補給する

◉関連キーワード

● **ST上昇**…心筋梗塞発作の数時間後に現れる心電図の異常

● **右房室弁**…三尖弁。左房室弁は二尖弁または僧帽弁とよばれる

すっきりnavi

■動脈硬化のメカニズム

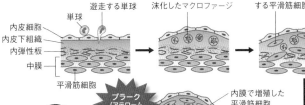

内皮細胞
内皮下組織
内弾性板
中膜
平滑筋細胞

遊走する単球
単球

酸化変性LDLを食べて泡沫化したマクロファージ

中膜から内皮下に遊走する平滑筋細胞

プラーク（アテローム（粥状）硬化）

内膜で増殖した平滑筋細胞

壊死した泡沫細胞と蓄積したコレステロール（脂質コア）

プラークが破裂すると、一瞬で多量の血栓が形成され、血管が閉塞するおそれがあるのね

■動脈硬化によって起こる疾患

● 冠状動脈 → 虚血性心疾患
　（狭心症、心筋梗塞）
● 胸腹部大動脈 → 動脈瘤、解離性大動脈瘤
● 下肢の動脈 → 間欠性跛行
● 腎動脈 → 腎血管性高血圧、腎虚血

■動脈硬化の栄養ケア

● 適度な運動
● 禁煙
● 節度ある飲酒
● 体重管理
● ストレス・過労の回避
● 塩分制限
● カリウム補充
● コレステロール制限
● 大豆たんぱく質や n-3 系多価不飽和脂肪酸の摂取
● 食物繊維の積極的摂取

⊙理解度チェック 〉〉〉〉〉〉〉〉〉〉〉〉〉〉〉〉〉〉〉〉〉 ☑

□1 狭心症では、胸痛が 30 分以上持続する
□2 右心不全では、肺水腫が生じる
□3 動脈硬化の予防のための生活習慣では、食物繊維を制限する
□4 ワルファリン使用時は、ビタミン E を制限する

解答

1.× ほとんどが 10 分以内／2.× 肺水腫が生じるのは左心不全／3.× 食物繊維は積極的に摂取する／4.× ビタミン E ではなく、ビタミン K を制限する

32 内分泌系

■ 甲状腺機能亢進症

● 甲状腺ホルモンの分泌過剰による。多くはバセドウ病であり、女性に多い。基礎代謝が亢進し、体重減少を生じる

● 栄養ケアでは、適正体重を維持できるエネルギー量、たんぱく質やビタミン、ミネラルを補給する。ヨウ素は適量を摂取する。脱水予防のため、水分も十分に補給する

■ 甲状腺機能低下症

● 甲状腺ホルモンの分泌低下による。橋本病（慢性甲状腺炎）などがあり、女性に多い。必要エネルギー量の低下に伴い体重増加を生じる

● 甲状腺ホルモンの主原料であるヨウ素を過剰に摂取すると、かえって甲状腺機能は低下するため、栄養ケアではヨウ素は適量を摂取する

■ 副腎の疾患

● クッシング病・症候群は副腎皮質から分泌されるコルチゾールの慢性的分泌過剰が原因。女性に多い。中心性肥満、赤紫色皮膚線条、高血圧、耐糖能異常、骨粗鬆症、筋力低下などの症状がみられる

● 原発性アルドステロン症は、アルドステロンの過剰分泌が原因。高血圧や低カリウム血症の是正のため、食塩制限を行う

● アジソン病は、副腎皮質ホルモンの慢性的な減少が原因。脱力感、易疲労感、全身倦怠感、筋力低下、皮膚色素沈着、体重減少、低血圧、食欲低下、下痢などの症状がみられる

> ステロイドホルモンは、コレステロールから合成されるのよ ▶

◉関連キーワード ≪≪≪≪≪≪≪≪≪≪≪≪≪≪

● **アルドステロン**…最も強いミネラルコルチコイド作用をもつステロイドホルモン。ミネラルコルチコイドは、腎臓のナトリウム再吸収やカリウム排泄、水・電解質の恒常性維持などに関わる

すっきりnavi

■全身の内分泌腺とホルモン

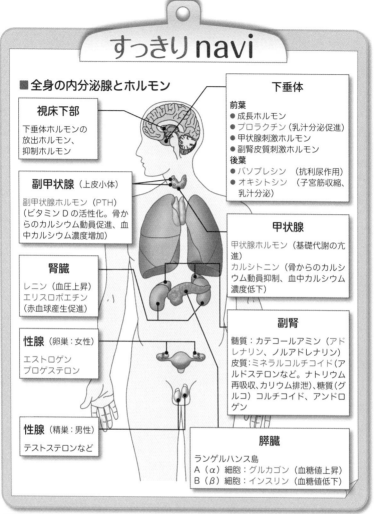

視床下部
下垂体ホルモンの
放出ホルモン、
抑制ホルモン

下垂体
前葉
- 成長ホルモン
- プロラクチン（乳汁分泌促進）
- 甲状腺刺激ホルモン
- 副腎皮質刺激ホルモン

後葉
- バソプレシン　（抗利尿作用）
- オキシトシン　（子宮筋収縮、乳汁分泌）

副甲状腺（上皮小体）
副甲状腺ホルモン（PTH）
（ビタミンDの活性化。骨からのカルシウム動員促進、血中カルシウム濃度増加）

甲状腺
甲状腺ホルモン（基礎代謝の亢進）
カルシトニン（骨からのカルシウム動員抑制、血中カルシウム濃度低下）

腎臓
レニン（血圧上昇）
エリスロポエチン
（赤血球産生促進）

副腎
髄質：カテコールアミン（アドレナリン、ノルアドレナリン）
皮質：ミネラルコルチコイド（アルドステロンなど。ナトリウム再吸収、カリウム排泄）、糖質（グルコ）コルチコイド、アンドロゲン

性腺（卵巣：女性）
エストロゲン
プロゲステロン

性腺（精巣：男性）
テストステロンなど

膵臓
ランゲルハンス島
A（α）細胞：グルカゴン（血糖値上昇）
B（β）細胞：インスリン（血糖値低下）

⊙理解度チェック >>>>>>>>>>>>>>>> ☑

- □ 1　バセドウ病では、徐脈がみられる
- □ 2　アジソン病では、血中コルチゾールの低下がみられる
- □ 3　原発性アルドステロン症では、高カリウム血症を起こす

解答
1．✕ 頻脈がみられる／**2**　○ コルチゾールは副腎皮質ホルモンの一種／**3**．✕ 低カリウム血症を起こす

33 血液・リンパ・凝固系

■ 貧血の分類と特徴

赤血球の形態	主な貧血	赤血球指数	特徴	症状
小球性低色素性貧血	サラセミア（地中海性貧血）	MCV 低値 MCH 低値 MCHC 低値	・血清鉄増加	黄疸や脾腫
	鉄欠乏性貧血		・【主な原因】鉄の摂取不足や吸収障害など ・不飽和鉄結合能が増加し、総鉄結合能も高くなる ・最初に貯蔵鉄、次に血液中の血清鉄、その次にヘモグロビンが減少する ・血清フェリチン濃度は低下する ・治療は鉄剤を服用する	スプーン爪
正球性正色素性貧血	再生不良性貧血	MCV 正常 MCH 正常 （赤血球数減少） MCHC 正常	・白血球数、血小板数減少 ・血清鉄の上昇と不飽和鉄結合能の低下 ・網赤血球（網状赤血球数）は低値 ・造血幹細胞異常	出血傾向や発熱など
	溶血性貧血		・骨髄は過形成である ・血清間接ビリルビン濃度が増加 ・ハプトグロビン低値	黄疸や脾腫
	腎性貧血		・エリスロポエチン産生低下	
大球性正色素性貧血	巨赤芽球性貧血（悪性貧血）	MCV 高値 MCH 高値 MCHC 正常	・【主な原因】ビタミン B_{12} や葉酸の欠乏 ・胃切除後は、内因子の欠乏が原因で手術後3〜6年で発症 ・LDH（乳酸脱水素酵素）やビリルビン値も高値を示す ・正常な赤血球が生成できない。骨髄では、白血球や血小板も減少 ・好中球の核の過分葉が認められる	神経症状やハンター舌炎

MCV（平均赤血球容積）、MCH（平均赤血球ヘモグロビン量）、MCHC（平均赤血球ヘモグロビン濃度）

⊙関連キーワード <<<<<<<<<<<<<<<<<<<<<

● **赤色骨髄**…血球の産生の場。加齢に伴って黄色骨髄に置き換わり、血球産生能力を失う

● **ヘモグロビン**…WHO の基準では、成人男性は 13.0g/dL 以下、成人女性は 12.0g/dL 以下を貧血としている

● **ヘマトクリット値**…血液中の赤血球の容積の割合。正常値は男性45%、女性 40%

すっきりnavi

■採血した血液の凝固と線溶

血液凝固因子はIからXIII因子まである（ただしVIは欠番）。最終的にフィブリノーゲンがフィブリンとなって、血小板血栓から強固な二次血栓が形成される。ビタミンKが不足すると、ビタミンK依存性血液凝固因子（プロトロンビン第II、VII、IX、X）の合成が阻害され、血液凝固異常を生じる

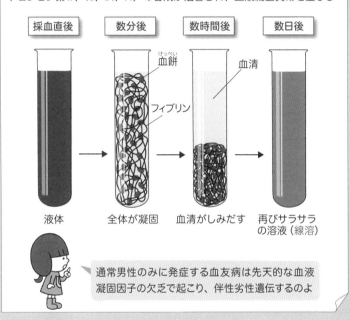

| 採血直後 | 数分後 | 数時間後 | 数日後 |

血餅（けっぺい）

血清

フィブリン

液体 　　全体が凝固 　　血清がしみだす 　　再びサラサラの溶液（線溶）

通常男性のみに発症する血友病は先天的な血液凝固因子の欠乏で起こり、伴性劣性遺伝するのよ

◉理解度チェック ＞＞＞＞＞＞＞＞＞＞＞＞＞＞＞＞＞＞＞＞ ☑

□1 鉄欠乏性貧血では、不飽和鉄結合能が低下している
□2 腎性貧血は、エリスロポエチンの増加で起こる
□3 巨赤芽球性貧血の原因には、食道切除術がある
□4 再生不良性貧血は、葉酸欠乏により起こる

解答...
1.× 増加している／2.× エリスロポエチン産生低下で起こる／3.× 胃切除術／4.× 葉酸欠乏により起きるのは巨赤芽球性貧血

34 免疫、アレルギー

人体 食べ物 応用 臨床

■ 生体防御

非特異的生体防御機構	皮膚や粘膜、体液に含まれるリゾチームやラクトフェリン、胃液、咳やくしゃみ、好中球、単球（マクロファージ）、活性酸素	
特異的生体防御機構	体液性免疫	B細胞（リンパ球）が関与。抗体を産生	B細胞もT細胞もメモリー細胞を生み出す
	細胞性免疫	T細胞（リンパ球）が関与	

■ アレルギー

● アレルギー反応はⅠ～Ⅴ型に分けられる。Ⅰ～Ⅲ型は体液性免疫で、Ⅳ～Ⅴ型は細胞性免疫。Ⅰ型アレルギーは即時型アレルギー、IgE依存型アレルギーともいい、気管支喘息、アトピー性皮膚炎、花粉症、食物アレルギーなど。アナフィラキシーショック（血圧低下、呼吸困難、意識障害など）を起こすこともある

● 肥満細胞（マスト細胞）や好塩基球上のIgE抗体と抗原が結合すると細胞が活性化し、ヒスタミンなどの化学伝達物質が放出されて反応が起こる

ツベルクリン反応やうるしかぶれはⅣ型アレルギーだよ

■ 免疫に関するその他の疾患

● 自己免疫疾患…免疫機構が自分自身を攻撃してしまう。膠原病（全身性エリテマトーデス：SLE、関節リウマチ）など

● 免疫不全症…後天性免疫不全症候群（AIDS）など

◉関連キーワード <<<<<<<<<<<<<<<<<<<<<<<<<

● **ワクチン**…外部から抗原（病原体の断片など）を入れて抗体をつくらせる方法。能動免疫ともいう

● **受動免疫**…外部から抗体を入れる方法。例えば毒ヘビにかまれた場合、毒に対する抗体を注射するなど

すっきりnavi

■免疫グロブリン（抗体）の形態

抗原が接するとB細胞は活性化されて増殖し、さらに同じ抗原を認識したヘルパーT細胞からの刺激を受けて分化し、プラズマ細胞（形質細胞）となって免疫グロブリンと呼ばれる抗体を大量に産生する

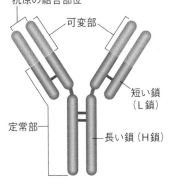

抗原の結合部位
可変部
短い鎖（L鎖）
定常部
長い鎖（H鎖）

母乳には分泌型IgAが含まれ、乳児の腸管内で免疫効果を示します

■抗体の種類

抗体はY字形のたんぱく質で、1,000万種類以上ある

- IgG ：全体の約80％。全身系の感染防御。胎盤を通過できる
- IgA ：約10％。消化管、肺、泌尿器などの粘膜に存在
- IgM ：約10％。感染初期の防御に役立つ
- IgD ：1％以下
- IgE ：1％以下でごく微量。アレルギーを起こす

◎理解度チェック >>>>>>>>>>>>>>>>>>>>>>>> ☑

- □1 IgAは、唾液中に含まれる
- □2 血液中に最も多く存在する免疫グロブリンは、IgEである
- □3 食物アレルギーは、Ⅲ型アレルギー反応に分類される
- □4 全身性エリテマトーデス（SLE）は、男性に多い

解答

1.○ 唾液や鼻汁に含まれ、粘膜からの細菌侵入を防ぐ／2.× IgGである／3.× Ⅰ型アレルギーである／4.× 女性に多い

社会 人体 臨床

Link ▶ 28

35 感染症

■ 感染経路

接触感染	単純ヘルペスウイルス、MRSA、緑膿菌、疥癬（かいせん）
血液感染（産道感染）	B型・C型肝炎ウイルス、ヒト免疫不全ウイルス（HIV）、クラミジア
経気道感染（空気感染）	麻疹ウイルス、インフルエンザウイルス、水痘ウイルス、結核菌
経口感染	ロタウイルス、A型肝炎ウイルス、赤痢アメーバ、ノロウイルス、BSE（牛海綿状脳症）、病原性大腸菌 O-157
経皮感染	日本脳炎ウイルス、マラリア原虫
経胎盤感染	単純ヘルペスウイルス、梅毒トレポネーマ、サイトメガロウイルス

院内感染症は MRSA（メチシリン耐性黄色ブドウ球菌）、VRE（バンコマイシン耐性腸球菌）によるものが多くなっています

2007（平成 19）年には「結核予防法」が廃止されて「感染症法」に統合され、結核は 2 類感染症に分類されたのよ

⊙関連キーワード

- 新興感染症…1970 年代以降に出現した感染症。病原体はウイルス、リケッチア、細菌など。2003（平成 15）年のサーズ（SARS）などが例
- 再興感染症…ペスト、ジフテリア、コレラ、結核、マラリアなど
- DOTS 戦略…直接監視下短期化学療法。結核に対して行われる
- PCR 法…ポリメラーゼ連鎖反応で病原体由来の DNA を検出

⊙理解度チェック >>>>>>>>>>>>>>>>>>>> ☑

☐ 1 A型肝炎ウイルスは、経口感染する
☐ 2 細菌性赤痢は、3 類感染症である
☐ 3 垂直感染とは、輸血によって伝播する感染様式である

解答
1. ○／2. ○／3. × 産道感染のように親から子どもに伝播する感染様式。経胎盤感染もその 1 つ

■感染症の分類

	感染症名
感染症類型	[1類感染症] ・エボラ出血熱　・クリミア・コンゴ出血熱　・南米出血熱 ・ペスト　・ラッサ熱　・マールブルグ病　・痘そう
	[2類感染症] ・急性灰白髄炎　・結核　・ジフテリア　・重症急性呼吸器症候群 （病原体がベータコロナウイルス属 SARS コロナウイルスであるものに限る） ・鳥インフルエンザ（H5N1）　・鳥インフルエンザ（H7N9） ・中東呼吸器症候群（病原体がベータコロナウイルス属 MERS コロナウイルスであるものに限る）
	[3類感染症] ・腸管出血性大腸菌感染症　・コレラ　・細菌性赤痢　・腸チフス ・パラチフス
	[4類感染症] ・E 型肝炎　・A 型肝炎　・黄熱　・Q 熱　・狂犬病　・炭疽 ・鳥インフルエンザ（H5N1 及び H7N9 を除く）　・マラリア ・ボツリヌス症　・野兎病　・ジカウイルス感染症 ・その他政令で定めるもの
	[5類感染症] ・新型コロナウイルス感染症（COVID-19） ・インフルエンザ（鳥インフルエンザ及び新型インフルエンザ等感染症を除く）　・ウイルス性肝炎（E 型肝炎及び A 型肝炎を除く） ・クリプトスポリジウム症　・後天性免疫不全症候群 ・性器クラミジア感染症　・梅毒　・麻しん ・メチシリン耐性黄色ブドウ球菌感染症 ・その他厚生労働省令で定めるもの
指定感染症	政令で 1 年間に限定して指定される感染症（2 年まで延長可）。 1 類から 3 類に準じた措置をする
新感染症	ヒトからヒトへ伝染する未知の感染症で、重篤かつ、国民の生命及び健康に重大な影響を与えるおそれのある感染症 政令で症状等の要件指定をしたあとに 1 類感染症に準じた扱いをする
新型インフルエンザ等感染症	・新型インフルエンザ ・再興型インフルエンザ

2023（令和 5）年 6 月時点

新型コロナウイルス感染症は
2023 年 5 月から 5 類に変わったよ

36 筋・骨格疾患

社会　人体　応用　臨床

■ 筋肉の種類

● 筋組織は主に骨格筋、平滑筋、心筋に分けられる
● 骨格筋は意思によって動かすことができる随意筋、平滑筋と心筋は動かすことのできない不随意筋である。骨格筋と心筋には横縞模様がみられるため、2つを総称して横紋筋という
● 骨格筋には赤筋と白筋がある

	赤筋	白筋
ミオグロビン	多い	少ない
運動	持続的、静的な収縮、有酸素運動	速い（瞬発運動）、無酸素運動
疲労	疲労しにくい	疲労しやすい

■ 骨とホルモン

● 骨は常につくり変えられている（リモデリング）。破骨細胞は骨を破壊（吸収）し、骨芽細胞は骨を形成する
● 副甲状腺（上皮小体）から分泌されるパラソルモン（PTH）は、破骨細胞による骨吸収を促進し、血中カルシウム濃度を上げる
● 甲状腺から分泌されるカルシトニンは、破骨細胞による骨吸収を抑制し、血中カルシウム濃度を下げる

> 骨や筋肉などの運動器の障害により、要介護の状態になるリスクの高い状態をロコモティブシンドロームといいます

◎関連キーワード ＜＜＜＜＜＜＜＜＜＜＜＜＜＜＜＜＜＜

● **骨軟化症、くる病**…ビタミンDの欠乏や日光を浴びないことが原因。成人では骨軟化症、小児ではくる病
● **変形性関節症**…関節の変形、運動痛、関節可動域制限、関節の腫脹などがみられる。加齢とともに発生頻度が増す。体重管理が重要
● **サルコペニア**…加齢に伴って進行する筋肉量の減少と筋力低下。廃用性筋萎縮も含む。栄養不足や運動不足も関与する

すっきりnavi

■骨粗鬆症

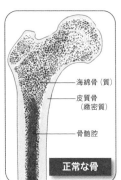

スが入った
海綿骨（質）

薄くなった皮質骨
（緻密質）

骨粗鬆症の骨

海綿骨（質）

皮質骨
（緻密質）

骨髄腔

正常な骨

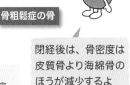

閉経後は、骨密度は
皮質骨より海綿骨の
ほうが減少するよ

成因

● 甲状腺機能亢進症
● 副甲状腺機能亢進症
● クッシング病・症候群
● 糖尿病
● 長期臥床　など

骨量減少のリスク因子

● 閉経
　（エストロゲンの減少→破骨
細胞の数が増加、骨吸収亢進）
● 加齢（男女共通）
● たばこ
● アルコール
● カフェイン
● ステロイド薬　など

栄養ケア

● カルシウムの補給
● ビタミンD、ビタミンKの補給
● 食塩やリンは減らす

薬物療法

● ビスフォスフォネート系薬剤
（骨吸収抑制）
● エストロゲン製剤　など

運動療法

第2章

⊙理解度チェック ＞＞＞＞＞＞＞＞＞＞＞＞＞＞＞＞＞ ☑

□1 ビタミンA欠乏は、骨軟化症の原因となる
□2 カルシトニンは、骨吸収を促進する
□3 サルコペニアでは、歩行速度は遅くなる

解答
1. × ビタミンAではなくビタミンD／2. × 抑制する／3. ○

37 がん・悪性腫瘍

社会　人体　臨床

良性腫瘍と悪性腫瘍

● 悪性腫瘍（悪性新生物）は死因順位第1位を占める。悪性腫瘍のうち、上皮性のものをがんといい、非上皮性のものを肉腫という

	成長速度	形成	転移	再発	大きさ	核細胞質比（N/C比）	全身への影響
良性腫瘍	遅い	膨張性	なし	少ない	小	小	弱
悪性腫瘍	速い	浸潤性	あり	多い	大	大	強

※核細胞質比＝ N/C比（nucleo-cytoplasmic ratio）は、細胞の核の容積を細胞質容積で割った値。一般に、悪性腫瘍の細胞は核が大きく、N/C比が大である

● がん遺伝子は多数存在する。がん抑制遺伝子には異常細胞を自死させるアポトーシス機能があり、正常に働かなくなると、がん化を止められなくなる

● るいそう（やせ）、全身臓器の萎縮、浮腫などを伴った特有の消耗状態を悪液質という

がんの栄養ケア

● 術前には、免疫賦活作用をもつアルギニンとグルタミン、プロスタグランジンの材料となる n-3系多価不飽和脂肪酸を補給する

● 化学療法による食欲低下時には、グルコ（糖質）コルチコイドを用いる。抗炎症、抗ストレス、基礎代謝の維持、生命の維持に働く

発がんのプロセスは、イニシエーション段階→プロモーション段階→プログレッション段階ね

◉関連キーワード ＜＜＜＜＜＜＜＜＜＜＜＜＜＜

● 浸潤(しんじゅん)…周囲の細胞に置き換わって増殖すること。被膜を形成せず、周囲の輪郭が不鮮明になる

● 転移…血行性転移、リンパ行性転移、播種性(はしゅ)転移がある。播種性転移では、がんが漿膜(しょうまく)を突き破って腹膜腔や胸膜腔などの体腔へ進展し、がん細胞が体腔内へ放たれて、ほかの漿膜に転移する

すっきりnavi

■がんの部位別死亡率と特徴

出典：厚生労働省「人口動態統計」2021年

悪性新生物の主な部位別にみた性・年次別年齢調整死亡率（人口10万対）

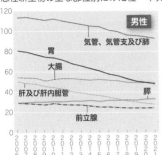

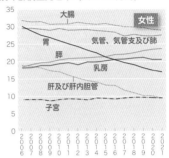

> 男女とも胃や肝臓、大腸、肺は減少傾向、女性は子宮で増加傾向にあります。膵臓は男女とも増加傾向です

● 胃がん
ヘリコバクター・ピロリ感染が関与
● 大腸がん
結腸がんと直腸がんに分けられる
● 肝臓がん
ほとんどがC型肝炎ウイルスまたはB型肝炎ウイルス由来
● 肺がん
組織型から腺がん、扁平上皮がん、小細胞がん、大細胞がんに分けられる
男性では扁平上皮がん（40％）、女性では腺がん（70％以上）が多い

● 子宮頸がん
ヒトパピローマウイルスが主な原因
● 子宮体がん
エストロゲン依存性
● 乳がん
エストロゲン依存性

⊙理解度チェック

□1 胃の悪性新生物の年齢調整死亡率は、増加傾向にある
□2 悪性腫瘍は、浸潤性に増殖する
□3 がん細胞が腹膜にばらまかれる進展様式を播種という

解答……………
1．× 減少傾向／2．○／3．○

38 摂食機能の障害

人体 応用 臨床

■ 咀しゃく

● 摂食機能に関わるのは咀しゃくと嚥下の二段階

● 咀しゃくは、口に入った食物を噛み砕き、唾液と混ぜ合わせ、嚥下しやすい食塊をつくること。歯、歯周組織、顎関節、咀しゃく筋群（三叉神経が支配）が関与

■ 嚥下障害

● 嚥下障害の原因は脳血管疾患が最も多い

● 食塊が誤って気道に入ることを誤嚥という。顎を上げると気道が開き、誤嚥しやすい。誤嚥の結果、誤嚥性肺炎を起こすおそれがある

● 経鼻チューブ法でも、チューブを伝った逆流により誤嚥性肺炎を起こすことがある

■ 嚥下障害の栄養ケア

● 嚥下リハビリテーションで最初に試される食品は、プリン状・ゼリー状のもの（卵豆腐など）

● 液体はむせやすいので、とろみをつける

● 誤嚥を起こしやすい食品は、わかめやのり、大豆やごま、カステラなど

● 食道の蠕動運動に障害がある場合は、冷たいものより60℃程度の温かいものがよい

> 歯がない場合や、経口摂取ができない場合でも、口腔ケアは必要だよ

⊙関連キーワード <<<<<<<<<<<<<<<<<<<<<

● 不顕性誤嚥…本人が気づかないうちに少量の口腔内内容物が気道に流入すること。脳血管障害のある高齢者に起こりやすい

● ビデオフルオログラフィー（嚥下造影検査）…造影剤を用いた嚥下機能検査

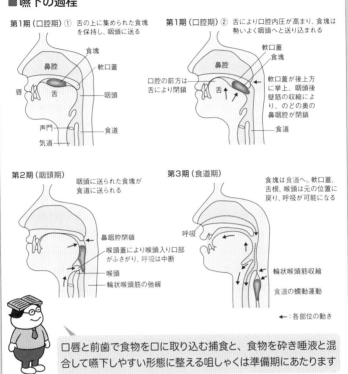

すっきりnavi

■嚥下の過程

第1期（口腔期）① 舌の上に集められた食塊を保持し、咽頭に送る

- 食塊
- 鼻腔
- 軟口蓋
- 唇
- 舌
- 咽頭
- 声門
- 食道
- 気道

第1期（口腔期）② 舌により口腔内圧が高まり、食塊は勢いよく咽頭へと送り込まれる

- 軟口蓋
- 食塊
- 鼻腔
- 口腔の前方は舌により閉鎖
- 舌
- 軟口蓋が後上方に挙上、咽頭後壁筋の収縮により、のどの奥の鼻咽腔が閉鎖
- 食道

第2期（咽頭期） 咽頭に送られた食塊が食道に送られる

- 鼻咽腔閉鎖
- 喉頭蓋により喉頭入り口部がふさがり、呼吸は中断
- 喉頭
- 輪状喉頭筋の弛緩

第3期（食道期） 食塊は食道へ。軟口蓋、舌根、喉頭は元の位置に戻り、呼吸が可能になる

- 呼吸
- 輪状喉頭筋収縮
- 食道の蠕動運動

←：各部位の動き

口唇と前歯で食物を口に取り込む捕食と、食物を砕き唾液と混合して嚥下しやすい形態に整える咀しゃくは準備期にあたります

⊙理解度チェック ＞＞＞＞＞＞＞＞＞＞＞＞＞＞＞＞＞

□1 誤嚥のリスクが高いときには、口腔ケアは行わない
□2 嚥下障害は、低栄養のリスク因子である
□3 嚥下運動には、喉頭期がある

解答

1．× 口腔ケアを行う／**2**．○／**3**．× 口腔期、咽頭期、食道期がある

39 クリティカルケア

■ クリティカルケアとは

- 重症患者の治療または集中治療をクリティカルケアという。集中治療は集中治療室（ICU）で行う。呼吸循環動態のモニタリングが必須
- 対象は外傷、熱傷、ショック、重症感染症、中毒など

■ 全身的熱傷

- 全身性の炎症が認められ多臓器不全を引き起こす。また、全身的熱傷では血管透過性が亢進して血漿成分が漏出し、全身に浮腫を生じる

■ 全身性炎症反応症候群（SIRS）

- C-反応性たんぱく質（CRP）が強陽性となり、血液の細菌培養は陽性となる
- 末梢血管抵抗が低下し、心臓の駆出力の低下も加わり、末梢循環不全がみられる。重症になると、敗血症ショックを起こすこともある

◉関連キーワード <<<<<<<<<<<<<<<<<<<<

- キュレリーの公式…広範囲熱傷患者に対して、熱傷面積と体重から必要エネルギー量を算出する方法

◉理解度チェック >>>>>>>>>>>>>>>>>>>>>

□ 1 広範囲の熱傷では、エネルギー代謝量が増加する
□ 2 重症熱傷患者では、健常時より NPC/N（非たんぱく質カロリー窒素比）を低くする
□ 3 敗血症による全身性炎症反応症候群（SIRS）では、末梢血管抵抗が上昇する

解答……………………………………………………………
1. ○／2. ○／3. × 低下する

すっきりnavi

■ クリティカルケアの栄養ケア

エネルギー

- 重症外傷、広範囲熱傷や敗血症では代謝が亢進する
  - ➡ 十分なエネルギー補給が必要
- ただし、重症外傷や熱傷などでは、侵襲直後から 24 〜 48 時間までの ショック時にはエネルギー消費量が一過性に低下する
- 基礎エネルギー消費量（BEE）はハリス - ベネディクトの公式によって 算出する。これを安静時エネルギー消費量（REE）とみなして活動係数、 ストレス係数をかけて、エネルギー必要量を算出する

活動係数	臥床生活（寝たきり）	1.0 〜 1.2
	起床生活	1.3
ストレス係数	術後	1.2
	がん、慢性閉塞性肺疾患	1.1 〜 1.3
	敗血症	1.1 〜 1.6（重症）
	重症感染症	1.2 〜 1.4
	熱傷	1.2 〜 2.0

ハリス - ベネディクトの公式では、体重、身長、年齢を もとにして男女別に基礎エネルギー消費量を算出します

たんぱく質

- 重症外傷、広範囲熱傷、敗血症では たんぱく質の異化が亢進し、窒素バ ランスが負に傾いている
  - ➡ 十分なたんぱく質補給が必要
- NPC/N（非たんぱく質カロリー窒 素（N）比）…総投与エネルギー中 のたんぱく質が占める割合を示す値

状態	NPC/N
健常者	200 〜 300
重症外傷	130 〜 150
広範囲熱傷	100 〜 120

40 神経疾患

■ 認知症

●脳血管性（続発性）認知症とアルツハイマー型認知症に分けられる。アルツハイマー型認知症では、大脳皮質に老人斑（βアミロイドの沈着）と神経原線維変化（タウたんぱく質の蓄積）が現れ、脳の萎縮がみられる

●アルツハイマー型認知症に対しては、たんぱく質とエネルギーを十分に補給する。脂質や糖質の過剰摂取は避ける。ビタミンC、β-カロテンを含む野菜、果物、EPA や DHA などの n-3 系多価不飽和脂肪酸を十分に摂取する

●脳血管性認知症の場合、動脈硬化を防ぐため、脂質の摂取を抑える

■ パーキンソン病

●中脳黒質の神経細胞が変性し、ドーパミンの産生量が低下する

●振戦（ふるえ）、協調運動障害などが徐々に進行する ➡ 嚥下障害

⊙関連キーワード

●**自律神経系**…交感神経と副交感神経は拮抗的に働く。交感神経は心肺機能を活発にし、瞳孔を散大させる。副交感神経の大部分は迷走神経に含まれ、心肺機能を抑え、胃腸の働きを活発にする

⊙理解度チェック

□1 呼吸中枢は、中脳にある
□2 体温調節の中枢は、橋に存在する
□3 パーキンソン病では、脳内のドーパミンが欠乏している
□4 交感神経が興奮すると、小腸の運動は促進される

解答
1．× 呼吸中枢は延髄にある／2．× 視床下部に存在する／3．○／4．× 小腸の運動を促進するのは、交感神経ではなく副交感神経

すっきりnavi

■神経系と脳の構造

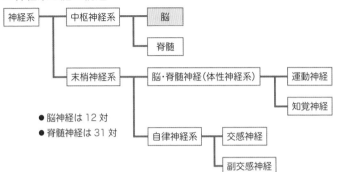

神経系 ─┬─ 中枢神経系 ─┬─ 脳
　　　　│　　　　　　　└─ 脊髄
　　　　│
　　　　└─ 末梢神経系 ─┬─ 脳・脊髄神経(体性神経系) ─┬─ 運動神経
　　　　　　　　　　　　　│　　　　　　　　　　　　　　└─ 知覚神経
　　　　　　　　　　　　　│
　　　　　　　　　　　　　└─ 自律神経系 ─┬─ 交感神経
　　　　　　　　　　　　　　　　　　　　　└─ 副交感神経

- 脳神経は 12 対
- 脊髄神経は 31 対

- **視床下部にある中枢**
  - 体温調節中枢
  - 満腹中枢、摂食中枢
  - 渇水中枢(体液の浸透圧の変化を感知)
- **脳幹の延髄にある中枢**
  - 呼吸中枢
  - 循環中枢(心拍や血管運動の調節)
  - 嘔吐中枢
  - 嚥下中枢
- **脳に血液を送る動脈**
  - 内頸動脈、椎骨動脈

脳の重さは、成人男性で1,300〜1,500g、成人女性で1,150〜1,350gです

脳の構造

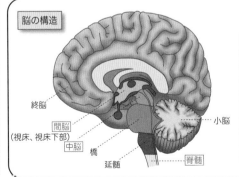

終脳
間脳
(視床、視床下部)
中脳
橋
延髄
小脳
脊髄

終脳、間脳、中脳を併せて大脳といい、中脳、橋、延髄を併せて脳幹という。大脳は中枢神経全体の容積の7割を超えるほど大きく、知覚、運動をはじめ多くの高次機能をつかさどっている。

41 乳幼児・小児の疾患

■ 周期性嘔吐症

- 3〜7歳頃に好発。10歳頃までには症状が消失。数日間、一定の周期で嘔吐発作を繰り返す。自家中毒症、アセトン血性嘔吐症ともいう
- 糖質不足によるケトン体産生の亢進→ケトアシドーシス発症→嘔吐停止後は、脂質を控え糖質中心の食事
- 水分、電解質が喪失し、脱水になることが多いので、重症ではまず輸液療法を行い、続いて経腸栄養補給か静脈栄養補給を行う

■ 腎疾患

- ネフローゼ症候群は、多量のたんぱく尿と低たんぱく血症、浮腫が特徴。標準量のたんぱく質摂取を指導する
- 一次性ネフローゼ症候群治療の第一選択薬は、免疫抑制作用をもつ副腎皮質ステロイドの投与

■ 糖尿病

- 小児では1型糖尿病が多い。膵臓のB（β）細胞が免疫的機序によって破壊され、インスリンが絶対的に不足するので、インスリン皮下注射で治療
- 三大栄養素の摂取は、糖質 55〜60％、たんぱく質 15〜20％、脂質 25％以下の割合とする

◉関連キーワード ‹‹‹‹‹‹‹‹‹‹‹‹‹‹‹‹‹‹‹‹

- 消化不良症…感染性胃腸炎などに伴い、下痢や不消化便がみられる。嘔吐のある間は固形食の摂取は中止。特に低年齢では脱水に注意
- アレルゲン…吸入性抗原（イエダニ、ハウスダスト、花粉など）は気管支喘息やアレルギー性鼻炎に関連する。食事性抗原（卵白や乳製品など）は食物アレルギーやアトピー性皮膚炎に関連する

すっきりnavi

■先天性代謝異常症と栄養

遺伝子の異常により、先天性代謝異常症が発症する

フェニルケトン尿症

フェニルアラニンをチロシンに転換する酵素の欠損により、フェニルアラニンが蓄積
放置すると…知能障害、けいれん　など
治療…フェニルアラニン除去ミルク

メープルシロップ尿症

分枝アミノ酸（バリン、ロイシン、イソロイシン）から生成される
αケト酸が蓄積
放置すると…けいれん、アシドーシス昏睡　など
治療…分枝アミノ酸の摂取制限

ホモシスチン尿症

ホモシステインをシスタチオニンに転換する酵素の欠損により、ホモシステイン、ホモシスチン、メチオニンが蓄積
放置すると…知能障害、水晶体脱臼、高身長、血栓症　など
治療…メチオニン除去・シスチン添加ミルク

ガラクトース血症

ガラクトースの代謝異常により、ガラクトース、ガラクトース1-リン酸が蓄積
放置すると…体重増加不良、嘔吐、下痢、白内障　など
治療…乳糖除去乳、大豆乳

これらの先天性代謝異常症は新生児マススクリーニングで発見され、治療されます

⊙理解度チェック

□1　フェニルケトン尿症では、チロシンが体内に蓄積する
□2　メープルシロップ尿症では、分枝アミノ酸の摂取量を制限する
□3　ホモシスチン尿症では、シスチン摂取制限とする

解答
1.× チロシンではなくフェニルアラニンが蓄積する／2.○／3.× シスチンを添加したメチオニン除去食とする

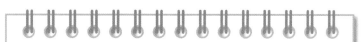

法改正や最新の統計データに通じておこう

コラム **2**

● 国家試験の出題範囲に関わる法律のなかで、「健康増進法」「食育基本法」「食品衛生法」「介護保健法」「母子保健法」「学校保健安全法」「地域保健法」「感染症法」などの改正には注意します。日頃から新聞やテレビのニュースなどで情報を収集し、対策も万全にしておきましょう。

● 統計データは毎年更新されるものが多くなっています。統計データの最新版は各省庁のインターネット上に公開されています。学習内容に関連するWEBサイトを紹介します。

◇国民健康・栄養調査
https://www.mhlw.go.jp/bunya/kenkou/kenkou_eiyou_chousa.html
◇人口静態統計（国勢調査）
https://www.stat.go.jp/data/kokusei/2020/index.html
◇人口動態統計
https://www.mhlw.go.jp/toukei/list/81-1.html
◇食料需給表
https://www.maff.go.jp/j/zyukyu/fbs/
◇食中毒統計調査
https://www.mhlw.go.jp/toukei/list/112-1.html
◇学校保健統計調査
https://www.mext.go.jp/b_menu/toukei/chousa05/hoken/1268826.htm

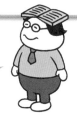

統計は細かい数字を覚えるよりも、傾向や推移をおさえましょう

第**3**章

ライフステージ・
ライフスタイル別の
栄養マネジメントに
関する知識

42 公衆栄養プログラムの評価

■ 評価のデザイン

● 公衆栄養プログラムを実施した結果、効果の有無の確認を科学的根拠をもとに実証する方法として、観察型研究方法（記述疫学研究、分析疫学研究）や実験型研究方法（介入疫学研究）が有効とされる

■ 評価の種類

● 経過（過程）評価は、プログラムの実施に伴うプロセスの評価。①プログラムの進捗状況、②参加者の反応、③スタッフの反応、④スタッフの能力、⑤社会資源の活用状況、⑥地域社会の反応など

● 影響評価は、短期目標の達成状況の評価。①対象者の知識、態度、信念、技能、行動など、②対象者が所属する組織の反応、③周囲の理解度の変化、④社会資源の利用度の変化など

● 結果評価は、中長期目標の達成の評価。①罹患率、②有病率、③死亡率、④客観的・主観的態度、⑤ QOL（生活の質）関連指標など

● 費用便益分析は、活動に要した費用と得られた効果を比較する際に、得られた効果を金額に換算して「便益」とし、かかった費用と比較して赤字か黒字かを算定し、トータルに評価する経済評価の一手法。ひとつひとつの単位当たりの効果を分析するのは費用効果分析

● 経過（過程）評価、影響評価、結果評価はプログラム進行に伴うもので、診断・計画の段階に対する評価（企画評価）も必要

プログラムの評価では、企画評価・経過（過程）評価・影響評価・結果評価とともに、経済評価などを含めた総合的評価を行います

◎関連キーワード ＜＜＜＜＜＜＜＜＜＜＜＜＜＜＜＜＜＜

● 社会資源…地域の中心的な役割を担っている専門の人・組織・施設のこと。保健・医療・福祉の諸機関、学校、消費者関係団体、マスコミ関係、ボランティア団体など、さまざまな専門家、職能団体

すっきり navi

■プログラム進行に伴う評価の種類とその例

例：A社は、6か月にわたって肥満改善プログラムを実施。そのなかで教育講演1回、個別保健指導2回を行った

経過（過程）評価
- スタッフの協力体制
- プログラムの満足度
- 教育講演や個別保健指導への参加状況
- 教育講演や個別保健指導の開催回数

影響評価
- 体重自己計測の習慣化
- 適正なエネルギー量の摂取を実行している者の割合の変化
- 歩行数の変化

結果評価
- 肥満者の割合の変化
- 糖尿病罹患率の変化

費用便益分析
- 肥満度の改善により削減した医療費

費用効果分析
- 体重1kgの減少に必要な費用

評価の種類とその内容を例と合わせて覚えておこう！

◉理解度チェック >>>>>>>>>>>>>>>>>>>>>>>> ☑

- □1 「標準的な健診・保健指導プログラム（令和6年度版）」における健診・保健指導の実施はPDCAサイクルを意識して行う
- □2 健康指標の変化は、結果評価の評価項目である
- □3 費用便益分析では、単位当たりの効果を得るために必要な費用を比較する

解答..

1.○／2.○／3.× 実施費用に対して、成果を金額に換算してその収支がどうであったか比較する

43 （教育） 行動科学の理論とモデル

■ ヘルスビリーフモデル（健康信念モデル、保健信念モデル）

● 1950年代にローゼンストックとベッカーによって提唱された健康に関する信念、つまり主観的解釈が行動に影響すると考える行動モデル。健康によい行動を起こす要素には脅威（罹患性と重大性）、有益性、障害がある。有益性が障害より強い場合に、実行可能性が高くなる

■ 社会的認知理論（社会的学習理論）

● 1970年代にバンデューラが提唱。社会的行動は直接強化を受けなくても、他人の行動や経験をまねるだけで発生するということに注目して、モデリングを重視したものである
● 結果期待が低いと行動変容の成立は難しい
● 自己効力感を高める情報源…①自己の成功体験、代理的体験、②言語的説得（「あなたならできる」といわれる）、③行動した結果、生理的、情動的状態が改善する　など

■ 合理的行動理論（行動意志理論）

● フィシュバインとアイゼンによって提唱された理論。すべての行動はその行動をするための意志が存在しているという考え方で、意志を決定する要因には「行動に対する態度（健康行動が楽しい）」と「主観的規範（健康行動による結果が他人から認められる）」などが挙げられる

◉関連キーワード <<<<<<<<<<<<<<<<<<<<<<

● 結果期待…自分の行動から生まれる結果への期待あるいは本人の判断。合理的行動理論、社会的認知理論を構成する概念
● 自己効力感…「自分がこれからやろうとすることをどの程度実行できると思っているか」という自信のことで、人は行動を起こす可能性が高まると考えられる

すっきりnavi

■トランスセオレティカルモデル（行動変容段階モデル）

最も代表的なものがプロチャスカの「5段階の変化ステージ」。5段階は、行動変容に対する準備段階に応じて分けられている

I 無関心期（前熟考期）	行動変容を考えていない

↓ ↑

II 関心期（熟考期）	行動変容の必要性は考えているが、目にみえる変化はない

↓ ↑

III 準備期	対象者なりの行動変容が少し始まっている

↓ ↑

IV 実行期（行動期）	望ましい行動変容が始まって、6か月以内である

↓ ↑

V 維持期	6か月を超えて、望ましい行動が続いている

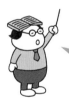

段階は一方通行的なものではなく、各段階を行きつ戻りつする（逸脱と再発）ので、対象者の準備段階に合わせた支援が必要です

⊙理解度チェック ≫≫≫≫≫≫≫≫≫≫≫≫≫≫ ☑

- □1 自己効力感を高めるには、自己の成功体験も有効とされる
- □2 朝食欠食者に対する行動変容ステージに対応した支援として、実行期の人に、朝食メニューのある飲食店の情報を提供する
- □3 罹患性の認識は社会的学習理論・社会的認知理論の構成概念である

解答
1．○／2．○／3．× ヘルスビリーフモデルの構成概念

教育

44 行動変容技法と概念

■ 栄養教育で用いられる行動変容技法

行動変容技法	内容	例
刺激統制	望ましくない行動へのきっかけ（刺激）を制限することで、行動変容につながるよう環境を整備すること	冷蔵庫に甘い飲み物を置かない
反応妨害・拮抗	行動を引き起こす刺激を我慢すること	食べたくなったら、3分間我慢してみる
行動置換	不適切な行動を健康的な行動に置き換えること	食べたくなったら歯を磨く
認知再構成	妨げとなる考え方を修正して、積極的あるいは合理的な思考に置き換えること	菓子を食べたくなったら、退屈しているだけだと自分を励ます
行動契約 （目標宣言、自己の開放）	設定した行動目標や取り組みを宣言、または契約書という形で実践に取り組むことを表明すること	「3か月で3kg減量！」と貼り紙をする
セルフモニタリング （自己監視法）	自分の行動を観察・記録・評価すること	体重変化を毎日記録する
ストレスマネジメント	ストレス状況について、対処法を身につけ、ストレスと上手につきあえるように訓練すること	音楽を聴く、花の手入れをする
ソーシャルスキル トレーニング （社会技術訓練）	食べ物を勧められたときに上手に断る方法などの自己主張訓練をすること	菓子を勧められたときに、上手に断る方法を身につける

対象者自身が改善するメリットと現状を続けるデメリットを理解することは行動変容の動機付けとなります

◎関連キーワード <<<<<<<<<<<<<<<<<<<<<<<<<

● 意思決定バランス…行動変容を実践する際に起こるメリットとデメリットのバランス。トランスセオレティカルモデルの無関心期や関心期では、デメリットが高く、メリットが実感できていない

すっきりnavi

■刺激 - 反応理論（レスポンデント条件付け、オペラント条件付け）

レスポンデント条件付けは、刺激で誘発される反射的行動（不随意行動）を変容させる過程である。オペラント条件付け（オペラント強化）は、自発的行動（随意行動）を、その後の随伴刺激（報酬や罰）によって変容させる過程である

レスポンデント条件付け（レスポンデント学習）	ある行動に対して特定の刺激が繰り返されて与えられる結果、その刺激に誘発されて不随意的な反応が起こる	例：犬にえさを与えると同時に音を聴かせることを繰り返すと、音だけで唾液分泌反応を示す（パブロフの犬）
オペラント条件付け（オペラント強化、オペラント学習）	正の強化：行動することによって心地よい結果（プラスの報酬）が出現した場合、その行動を続けようとすること	例：減量のため野菜を食べるようになると、子どもも野菜を食べるようになった
	負の強化：ある行動により悪いことがなくなるという結果がでた場合、その行動を続けようとすること	例：野菜を食べるようになって、便秘が解消した

信頼のある立場の人がほめる言葉をかけることで、対象者にとって「正の強化」として働くのよ

⊙理解度チェック ＞＞＞＞＞＞＞＞＞＞＞＞＞＞＞＞＞＞＞ ☑

☐1 認知再構成とは、行動目標を宣言することをいう

☐2 「祖父母からの差し入れの断り方を練習した」という方法は、ストレスマネジメントである

☐3 目標体重に近づいたらほめることは、オペラント強化にあたる

解答

1．✕ 治療や行動の妨げとなる考えを積極的、あるいは合理的な考えに置き換える方法。設問は行動契約／2．✕ ソーシャルスキルトレーニングである／3．○

45 食物・食情報へのアクセスと食環境整備

■ 食物へのアクセスと食環境整備

● 「食物へのアクセス」とは、食物がどこで生産され、どのように加工され、流通・販売されて個人に渡るかという食物生産から提供までのシステム全体を指す

● 食物へのアクセス面の整備とは、生産から消費までの各段階での社会経済活動、およびそれらの相互関係の整備を行い、人々がより健康的な食物の選択がしやすい環境を整えること

● 食の情報提供と安全・安心の確保に向けた対策の1つとして、トレーサビリティシステムがある

■ 食情報へのアクセスと食環境整備

● 「食情報へのアクセス」とは、地域における栄養や食生活関連の情報、さらに健康に関する情報の流れといったシステム全体を指す

● 食情報へのアクセス面の整備とは、すべての人々が健康や栄養・食生活に関する正しい情報を的確に得られる状況をつくりだすこと

⊙関連キーワード <<<<<<<<<<<<<<<<<<<

● トレーサビリティシステム…食品の生産、加工、流通などの段階で取り扱いの記録を残すことにより、食品事故が発生したときに速やかな製品回収や原因究明などの実行を容易にするもの

⊙理解度チェック > > > > > > > > > > > > > > > > > ☑

□1 食品の虚偽・誇大表示の法的規制は食物へのアクセス面の整備である

□2 職場における食環境づくりにおいて、喫食者全員に、食と健康に関するリーフレットを配布することは食情報へのアクセスの整備である

□3 農業生産団体による農業体験の企画は食物へのアクセス面の整備である

解答
1.× 食情報へのアクセス面の整備／2.○／3.× より健康的な食物選択に直接つながるものではない

すっきりnavi

■食環境整備に関する取り組み

食環境とは「食物へのアクセス」と「食情報へのアクセス」ならびに両者の統合を意味すると定義される

| 食物へのアクセス | より健康的な食物選択を可能にする食物生産・加工・流通・提供システムの整備 |

◆**食物の生産・加工段階における食環境づくり**
　・生産・加工の場における安全で健康的な食品の確保
　例：安全で栄養価の高い農作物の生産、高脂肪食品への課税、食品の生産・加工・流通関係者への栄養教育
　・健康に配慮した製品・メニュー（ヘルシーメニュー）の開発
　・食品への栄養素の強化等
　例：減塩・減脂肪食品の開発

◆**食品の流通段階における食環境づくり**
　・健康づくりに役立つ食物の購入促進
　例：人々が求めている食物の市場調査

◆**食品の提供段階における食環境づくり**
　・健康に配慮した製品・メニュー（ヘルシーメニュー）の提供
　・栄養管理された給食の提供
　例：社員食堂のメニューの見直し、従業員食堂での副菜の品目の増加
　・乳幼児期～高齢期までライフステージに応じた食事・食物の提供
　例：ボランティア団体による高齢者への配食サービス

両者を統合した食環境づくり

◆**店頭での健康や栄養に関する広告・情報提供**
　例：旬の果物コーナーを設け、「食事バランスガイド」のDVDを流す

◆**外食・給食メニュー等への栄養成分表示**
　例：低塩・低脂肪の栄養成分表示のあるヘルシーメニューの提供

| 食情報へのアクセス | より健康的な食物選択を可能にする情報提供システムの整備 |

◆**マスメディアによる情報提供**

◆**ホームページによる栄養成分表示等の情報提供**
　例：インターネット上での食育に関する情報発信

◆**学習・相談の場の提供（地域、学校、職場、遊園地など）**
　例：「生活習慣病予防のための食生活」をテーマとする公開講座の開催、「食事バランスガイド」に関する講演会でのパンフレットの配布

◆**制度に基づく表示内容**
　・食品の誇大表示の禁止（「健康増進法」第65条）
　・ジャンクフードの広告規制

■ カウンセリングのポイント

- カウンセリング時の基本的態度である受容、共感的理解、自己一致が対象者のなかに安心感を生みだし、さらに傾聴を通してカウンセラーと対象者の間に信頼関係（ラポール）が形成されていく
- カウンセリングを受ける人に対して、信頼感に満ちた人間関係をつくっていく姿勢や態度をとろうとするカウンセラー側の心構えをカウンセリングマインドという
- 話の内容だけでなく、表情や身振り、手振りなど（非言語的表現）を介して伝えられることも大切にする
- 「〜についてはいかがですか」などのように質問への答えの形式や内容を限定せず、対象者に漠然とした情報の答えを求める質問形式を開かれた質問という。一方、「はい」「いいえ」、またはごく短い簡単な答え（情報）を得るための質問形式を閉ざされた質問という

カウンセラーと対象者が互いに正面を向いたとき、目線が90度に交わるように座ると対象者が安心して話ができます

◉関連キーワード

- 自己一致…構えのない自分らしい自然のままの状態でいること

◉理解度チェック

- □ **1** カウンセリングマインドとは、カウンセリングを受ける人の心構えをいう
- □ **2** クライアントの発言内容だけでなく、視線や声のトーンなど、非言語的表現にも注目する
- □ **3** 開かれた質問は、「はい」「いいえ」で回答を求める

解答
1. × カウンセラー側の心構えをいう／2. ○／3. × 設問は閉ざされた質問のこと

すっきりnavi

■カウンセリングの基本

場面構成
対象者（クライアント）ができるだけリラックスして話せるような、物理的環境、精神的環境を整備する
例：「はじめまして○○です。今度から毎週□曜日△時にここでお話を伺います」

ラポール
カウンセラーと対象者の間の信頼関係を形成する

受容
対象者を無条件に、肯定的に受け止める
例：「そのように、感じていらっしゃるのですね」

共感的理解
対象者の体験をそのまま感じ取り、相手の立場に立って理解しようとする
例：「頑張っているのにうまく体重が減らないのですね」

傾聴
対象者が話すことを、自分の思いをもたずに、中立的な立場で、しっかりと耳を傾けて聴く
例：「なるほど」とうなずきながら、聴く

反復
対象者がいった2、3のキーワードとなるような言葉を繰り返していう
例：「ああ、○○なんですね」

要約と確認
対象者の話が一段落したとき、カウンセラーがそれまでの話の内容を要約し、正しいかどうかを確認してもらう（明確化技法）
例：「つまり、あなたは、もっと体重を減らしたいのですね」

支持
対象者の言動を肯定・承認し、話の内容や思い、感情に同調する気持ちを表現する
例：「私もそう思います」

沈黙
対象者が沈黙する理由には、自分の感情や思いを整理するために考えているためのものや不安や恥ずかしさからの沈黙など、さまざまな場合があるため妨害しないようにする

整理・伝達・提示
得られた情報を整理して対象者へ伝達し、有益な情報を提示する

47 食事バランスガイド

■ 食事バランスガイドのポイント

- 2005（平成17）年6月に厚生労働省と農林水産省の協働により策定
- 「食生活指針」を具体的な行動に結びつけるためのツール
- コマのイラストで、1日に「何を」「どれだけ」食べたらよいかの目安を料理の例で示している
- 毎日の食事を主食、副菜、主菜、牛乳・乳製品、果物の5つに区分し、区分ごとに「～つ（SV）」という単位を用いている。1つ（SV）とは各料理区分における1回当たりの標準的な分量を大まかに示すもの
- 身体活動レベルが「ふつう以上」の女性および身体活動レベルの「低い」男性などを基本形として、想定エネルギー量を 2,200 ± 200kcal としている

「妊娠前からはじめる妊産婦のための食生活指針」は資料編 240 ページをみてね

◎関連キーワード <<<<<<<<<<<<<<<<<<

- 食生活指針…健全な食生活のガイドライン。2000（平成12）年に文部省（現 文部科学省）、厚生省（現 厚生労働省）、農林水産省の3省により策定された。2016（平成28）年に改定された

◎理解度チェック >>>>>>>>>>>>>>>>> ☑

□1 食事バランスガイドは厚生労働省、農林水産省の2省合同で策定された
□2 料理区分別摂取量の不足や過剰は、1食単位で判断する
□3 コマの上から順に、主食、主菜、副菜を示している

解答
1.○／2.×　1食ではなく1日単位／3.×　主食、副菜、主菜の順である

すっきりnavi

■食事バランスガイド

食事バランスガイドは、コマのイラストにより、1日に何をどれだけ食べたらよいかが一目でわかる食事の目安である

副菜(野菜、きのこ、いも、海藻料理)5〜6つ (SV)
各種のビタミン、ミネラルおよび食物繊維の供給源となる野菜等に関してはおおよそ70gを、1つ(SV)に設定した。野菜サラダや野菜の小鉢がこの1つに当たる

運動
運動をすることでコマは倒れないで回り続けることができるというイメージ

水・お茶
食品中や料理に欠かせないもので、具体的な量を示すというよりは、象徴的なイメージとして軸で表すこととした

菓子・嗜好飲料
食生活のなかで楽しみとしてとらえられているので、食事全体のなかで量的なバランスを考えて適度に摂取する必要がある。イラストではコマを回すひもとして示されている

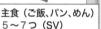

主食(ご飯、パン、めん)5〜7つ (SV)
主食は炭水化物を供給するものとして大切である。ご飯、パン、めん等に由来する炭水化物おおよそ40gを、1つ(SV)に設定している。市販のおにぎり1個分がこの1つに当たる

牛乳・乳製品 2つ (SV)
カルシウムの供給源として大切な牛乳・乳製品はカルシウム100mgを、1つ(SV)に設定した。牛乳コップ半分がこの1つに当たる

果物 2つ (SV)
重量おおよそ100gを、1つ(SV)に設定した。みかん1個がこの1つに当たる

主菜(肉・魚・卵・大豆料理)3〜5つ (SV)
主菜はたんぱく質の供給源として重要である。肉、魚、卵、大豆等の主材料に由来するたんぱく質おおよそ6gを、1つ(SV)に設定した。なお、主菜として脂質を多く含む料理を選択する場合は、脂質やエネルギーの過剰摂取を避ける意味から、上記の目安よりも少なめに選択する必要がある

油脂・調味料
食事全体のエネルギーやナトリウム摂取量に大きく寄与するものであり、実際の食品選択の場面で掲示される際には、総エネルギー量と食塩相当量も合わせて情報提供されることが望まれる。イラストには特に示されていない

*食事の適量は性別、年齢、身体活動レベルによって異なる。コマのイラストは、2,200 ± 200kcal(基本形)を想定した料理例が表現されている。10〜11歳男子、身体活動レベルの「低い」12〜69歳男性、「ふつう以上」の12〜69歳女性、70歳以上男性が1日に食べる量の目安

48 学習形態の選択

■ 主な集団討議形式

学習形態	種類	内容
一斉学習	シンポジウム	あるテーマについて立場の異なる数名の講師（シンポジスト）が発表後、参加者と質疑応答、討議を行う
	パネルディスカッション	あるテーマについて意見の異なる数名の講師（パネリスト）が一定時間内に意見を発表して討議し、参加者との質疑応答やパネリスト間の討議後司会者がまとめる
	フォーラム	レクチャーフォーラム：講師（専門家）による講演を聞いたあと、質疑応答や討議を行う ディベートフォーラム：あるテーマについて肯定側と否定側で相互に討議し、参加者との質疑応答を行う
グループ学習	円卓式討議	丸テーブルで、互いの顔をみながら少人数で座談会のような形式で行われる
	6・6式討議法	6人ずつのグループで、テーマについて1人1分、計6分間討議。その後グループの代表が意見をまとめて発表する
	バズセッション	少人数のグループごとに自由討議後、全体討議を行う。6・6式討議法と似ているが、時間や人数の制限がない点が異なる
	ブレーンストーミング	10人程度の小グループで、司会者のもと自由な発想でどんどん意見をだし合う。短時間で新しいアイデアが得られる
	ワークショップ	同じ目的をもつ人が集まった会議の場でいくつかのテーマをそれぞれの小集団で討議し、その内容を全体会議で討議する
	ロールプレイング	あるテーマについて参加者のなかの数人に即興劇で表現・演技してもらい、その後集団で討議する
	ピア・エデュケーション	同世代の仲間（ピア）が教育を行う方法。学習者は教育者（エデュケーター）となる仲間に親しみを感じやすく、効果が期待できる
個別学習	読書、通信教育、インターネット	個々人が学習を進める。対象者の知識やニーズに応じて適切な学習ができるが、労力や時間はかかる

⊙関連キーワード <<<<<<<<<<<<<<<<<<<<<

- **チームティーチング**…集団指導において複数の指導者が行う教育形態。一つの集団に対して数人の指導者が一緒に教育を進める、1人が中心となりほかの人が補助役になるなどスタイルはさまざま
- **体験型学習**…実習や実験などの経験活動を通して理解を深める方法

すっきりnavi

■集団教育における主な討議形式

討議形式は、参加者相互が討議して意見をだし合う形式である。集団教育における主な討議形式を以下に示す

パネルディスカッション

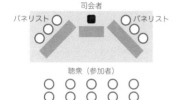

円卓式討議
（ラウンドテーブルディスカッション）

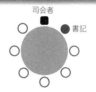

レクチャーフォーラム

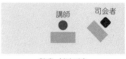

6・6式討議法

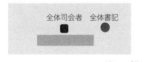

シンポジウム

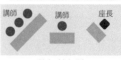

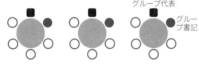

⊙理解度チェック ＞＞＞＞＞＞＞＞＞＞＞＞＞＞＞＞＞＞＞ ☑

- □1 シンポジウムでは、立場の異なる講師から話を聞く
- □2 パネルディスカッションはグループ学習の要素を含む
- □3 脂肪酸組成の知識の学習には、「日本食品標準成分表」を使ったブレーンストーミングが適している

解答
1. ○／2. × 一斉学習の要素を含む／3. × 指導者主体の講義形式等で学習する

49 成長、発達、加齢

■ 身体の発達

- 臓器の成長の時期は各器官によって異なる。神経系の発達時期は最も早く、6歳までに急速に発達する（脳重量は6歳頃に成人の90％以上に）。一方、性腺の成長は遅く、思春期（8〜19歳頃）にならないと起こらない

- 女子の2次性徴の開始と終了は男子より2年ほど早いため、女子の身長・体重の伸びは男子より2年ほど早く終了する。思春期にさしかかり、身長の増加率が上昇することを思春期スパートという

- 身長は、1歳で出生時の約1.5倍（約75cm）、4歳で約2倍（約100cm）になる。男子は16歳頃まで、女子は14歳頃まで直線的に伸びる

> 体重は、1歳で出生時の約3倍（約9kg）、4歳で約5倍（約15kg）になります

■ 消化・吸収能力の発達

- 一次歯（乳歯）は生後6〜8か月頃から生え始め、2歳6か月頃までに上下10本ずつが生えそろう。永久歯は第3大臼歯を除いて6歳頃から生え始め、12歳頃までに生えそろう

- 胃の容量は、出生時で20〜60mL、3か月の終わりで170mL、1歳頃で460mL（成人の約3分の1）になる。新生児の胃内は中性〜弱アルカリ性である

◎関連キーワード ≪≪≪≪≪≪≪≪≪≪≪≪≪≪≪≪

- **胸腺**…免疫細胞のうちのT細胞の成熟・分化に関わる。加齢により胸腺が萎縮（重量の減少）すると、免疫能が低下する

- **運動機能の発達**…頭部から下部へ、中枢から末梢へ、大きな運動から細かい運動へと変化する

すっきりnavi

■加齢における変化

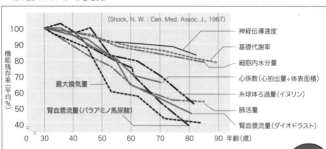

(Shock, N. W. : Can. Med. Assoc. J., 1967)

縦軸：機能残存率（平均%）100, 90, 80, 70, 60, 50, 40
横軸：0, 30, 40, 50, 60, 70, 80, 90 年齢（歳）

- 神経伝導速度
- 基礎代謝率
- 細胞内水分量
- 心係数（心拍出量÷体表面積）
- 糸球体ろ過量（イヌリン）
- 肺活量
- 腎血漿流量（ダイオドラスト）

最大換気量
腎血漿流量（パラアミノ馬尿酸）

第3章

加齢に伴う変化は、個人差が大きいのよ

体組成
- 除脂肪組織（内臓や骨格筋）が減少
- 体内水分量が減少
- 脱水を起こしやすい
- 体たんぱく質の割合が減少
- 活性酸素量が増加 → 細胞の老化
- 骨の萎縮（コラーゲンとカルシウムの減少）

運動系
- 骨量が減少
- 筋肉の老化は骨よりゆるやか

神経系
- 神経伝導速度が低下
- 脳に変性病変が現れる → 記憶・学習能力低下

感覚器系
- 目では老人性白内障、老眼、暗順応低下
- 耳では高音領域での聴覚障害
- 味覚では塩味の閾値上昇（塩分感受性の低下）

消化器系
- 胃液、膵液など消化液の分泌低下
- 消化酵素の活性低下

循環器系
- 血管壁の硬化性病変
  →血圧上昇、虚血性心疾患、脳血管障害

呼吸器系
- 肺の弾性が失われ、気道に閉塞性変化が起こる
  → 肺活量が減少

泌尿・生殖器系
- 腎臓の糸球体ろ過量減少
- 男性…前立腺の退行・肥大、精巣退行
- 女性…生殖器の退行、閉経（50歳頃）

⊙理解度チェック >>>>>>>>>>>>>>>>>>>>> ☑

□1 若年者に比べ高齢者では、体重当たりに占める除脂肪組織の割合は低い
□2 体重が出生時の約3倍になるのは、4歳頃である

解答
1. ○／2. × 1歳頃である

50 妊娠期の生理的特徴と栄養

■ 妊娠期の生理的特徴

● 妊娠後半期の循環血漿量は著しく増加する。単位体積中の赤血球数、ヘモグロビン量、ヘマトクリット値は低下する（生理的水血症）。血清たんぱく量は減少し、特にアルブミンは大幅に減少する

● 血小板数、フィブリノーゲンは増える → 血液凝固能力亢進

■ 妊娠糖尿病

● 妊娠中にはじめて発見または発症した糖尿病にいたっていない糖代謝異常を妊娠糖尿病という。将来、真の糖尿病に進展する率が高い

● 妊娠糖尿病の妊婦では、巨大児および低出生体重児の頻度がともに増し、先天奇形の発生頻度も増す

● 栄養ケアでは、糖質を制限する。摂取エネルギー量は25〜35kcal/標準体重kg/日を基本とし、妊婦のためのエネルギー付加量を付加する。必要ならインスリン注射療法を行う

■ 妊娠高血圧症候群

● 妊娠20週以降、分娩後12週まで高血圧がみられるか、または高血圧にたんぱく尿を伴うもの。進行するとけいれん発作（子癇）が生じる場合がある

● 栄養ケアでは、エネルギーはBMI 24以下では30kcal×標準体重＋200kcal（BMI 24以上では付加量なし）。食塩は7〜8g/日程度、たんぱく質は1.0g/標準体重kg/日とする。体重増加を生理的体重増加の範囲内に抑える

■妊娠中の体重増加指導の目安

妊娠前の体格		体重増加指導の目安
低体重（やせ）	18.5 未満	12〜15kg
普通体重	18.5 以上 25.0 未満	10〜13kg
肥満（1度）	25.0 以上 30.0 未満	7〜10kg
肥満（2度以上）	30.0 以上	個別対応（上限5kgまでが目安）

妊娠前の低体重は、低出生体重児や早産のリスクが高まるのよ

すっきりnavi

■妊娠期の栄養ケア

エネルギー
- 付加量が必要だが、とりすぎには注意する

葉酸
- 胎児の神経管閉鎖障害の発症リスクを低減させるため、葉酸を多く含む食品を摂取する（特に受胎前や妊娠初期）

n-3系多価不飽和脂肪酸
- 胎児の神経管形成のために必要

ビタミンA
- 催奇形性との関連が指摘されているので、過剰摂取は避ける

水銀
- 妊婦の水銀摂取を制限するため、「妊婦への魚介類の摂食と水銀に関する注意事項」が発表されている

鉄
- 妊娠中は胎児・胎盤の発育、母体の赤血球増加などのために、約900〜1,000mgの鉄が必要
- 妊娠期には鉄欠乏性貧血を発症しやすい→妊婦には付加量が必要
- 鉄欠乏性貧血の予防には、鉄（特にヘム鉄）の含有量の多い食品を選び、動物性たんぱく質やビタミンCも摂取する

カルシウム
- 妊娠中は胎盤から活性型ビタミンDが大量に分泌され、カルシウムの吸収率が上がる→付加量は必要ない

喫煙・飲酒
- 妊婦の喫煙（副流煙を吸引した場合も含む）は、流産、低出生体重児、早産、先天異常発生のリスクを高める
- アルコールは胎盤を通過し、胎児の発育不全、知能障害などの原因となる

◉理解度チェック >>>>>>>>>>>>>>>>>> ☑

- □1 妊娠期には、血漿フィブリノーゲン値は低下する
- □2 尿たんぱく質の検査は、妊娠初期から行う
- □3 妊娠高血圧症候群では、食塩相当量を3g/日以下とする

解答
1. × 上昇する／2. ○／3. × 7〜8g/日程度とする

51 授乳期の生理的特徴と栄養

応用　教育

■ 授乳期の生理的特徴

● 分娩後の6〜8週間を産褥期といい、妊娠によって現れていた母体のさまざまな変化が、妊娠前の状態に戻る

● 授乳期の母体は産褥復古、母乳分泌、生活エネルギーのため、350kcal/日のエネルギー付加が必要

● 出産後はエストロゲンの分泌が減少し、さらに授乳でカルシウムがでていくので、十分なカルシウムの補給が必要

> 乳管、乳腺の発達にはエストロゲンやプロゲステロンも関わるのよ

■ 母乳に移行する物質

● 薬物は母乳中に移行する。最も移行しやすいのは初乳の時期

● アルコールは母乳に移行する。さらに、常習的飲酒はプロラクチン分泌を低下させ、母乳量を減少させる

● ニコチンも母乳に移行する。両親からの受動喫煙は乳児の呼吸器疾患や乳幼児突然死症候群の発症リスクを高める

■ 母乳育児支援

●「健やか親子21」：21世紀の母子保健の主要な取り組みを提示。2015（平成27）年度から「健やか親子21（第2次）」が始まっている

●「妊産婦のための食生活指針」：2006（平成18）年厚生労働省策定。2021（令和3）年3月に改定・名称変更された（p.240参照）

●「授乳・離乳の支援ガイド」：2007（平成19）年厚生労働省策定。2019（平成31）年3月に改定された

⊙関連キーワード <<<<<<<<<<<<<<<<<<<<<<<

● 悪露（おろ）…産褥期に子宮や膣から排泄される分泌物。子宮内膜の回復状態の目安となる。悪露が長引く場合には、出血による貧血に注意する

すっきりnavi

■乳汁の分泌と成分

乳汁の成分

● 初乳と成乳（成熟乳）では成分が異なる
● 成乳は時期によって成分が異なる

初乳：タウリン、γ-アミノ酪酸（GABA）、IgA、ラクトフェリン、リゾチームなどを多く含む。また、多核白血球、マクロファージ、リンパ球などを含む細胞成分も豊富

成乳：乳糖を多く含む。脂質も初乳より多い。トリグリセリドは母体の脂肪の摂取量によって個人差が出る

乳汁の分泌

吸啜（哺乳）刺激を受ける
→下垂体後葉からオキシトシン（射乳）が、下垂体前葉からプロラクチン（乳汁産生）が分泌され、乳汁分泌が促される
→同時に子宮の復古も進む

■母乳と牛乳の比較

母乳に多い	ラクトアルブミン、ラクトフェリン、乳糖
ほとんど同じ	エネルギー、乳清たんぱく質
牛乳に多い	カゼイン、ラクトグロブリン、ナトリウム、カルシウム、ビタミンK

■各種ホルモンの作用による乳管および乳腺の発達

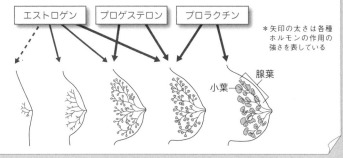

エストロゲン　　プロゲステロン　　プロラクチン

＊矢印の太さは各種ホルモンの作用の強さを表している

腺葉
小葉

⊙理解度チェック >>>>>>>>>>>>>>>>>>>>>

□1 吸啜（哺乳）刺激は、プロラクチン分泌を増加させる
□2 分泌型IgA量は、初乳より成熟乳に多く含まれる
□3 牛乳には、母乳よりラクトアルブミンが多く含まれている

解答
1. ○／2. × 初乳のほうが多い／3. × 母乳のほうが多い

52 新生児期・乳児期

応用　教育　臨床

■ 新生児期・乳児期の生理的特徴
● 新生児は生後 28 日未満、乳児は新生児期を含め 1 年未満をいう
● 新生児の 70 ～ 80％に生後 2 ～ 3 日ででる黄疸を新生児生理的黄疸といい、ほとんどの場合は 1 ～ 2 週間で自然に消える
● 乳児期の身長・体重の増加は栄養状態の指標となる。出生時の体重は 1 年で約 3 倍（約 9 kg）、身長は約 1.5 倍（約 75cm）になる。生後 3 か月以上の乳幼児のやせ・肥満はカウプ指数で判定する

■ 新生児期・乳児期の栄養ケア
● 母乳ではビタミン K は不足していて、頭蓋内出血や胃腸管出血（新生児メレナ）の原因となる。ビタミン K_2 シロップが投与される
● 乳児期の貧血で最も多いのは鉄欠乏性貧血である

咀しゃく機能は乳歯が生えそろう
2 歳 6 か月頃までに著しく発達します

◉関連キーワード ‹‹‹‹‹‹‹‹‹‹‹‹‹‹‹‹‹‹‹‹ ⛝⚬

● フォローアップミルク…不足しがちな栄養素を補給する目的で調整された粉乳。離乳が順調に進んでいる場合は、摂取する必要がない

◉理解度チェック ›››››››››››››››››› ☑

□ 1 離乳食では卵は、卵白から全卵へ進めていく
□ 2 母乳は、離乳の開始後与えないようにする
□ 3 離乳を開始して 1 か月を過ぎた頃から、離乳食は 1 日 2 回にしていく
□ 4 母乳栄養児は、人工栄養児よりビタミン K の欠乏になりにくい

解答
1．× 卵黄から全卵へ進めていく／2．× 離乳の開始後も状況に応じて与える／
3．○／4．× 母乳にはビタミン K が不足している

すっきり navi

■離乳食の進め方

離乳の開始 ————————————→ 離乳の完了

	生後5、6か月頃	7、8か月頃	9〜11か月頃	12〜18か月頃
食べ方	●子どもの様子をみながら1日1回ひとさじずつ ●母乳や育児用ミルクは飲みたいだけ与える	●1日2回食で、食事のリズムをつける ●いろいろな味や舌ざわりを楽しめるように食品の種類を増やす	●食事のリズムを大切に、1日3回食に進めていく ●共食を通じて食の楽しい体験を積み重ねる	●1日3回の食事のリズムを大切にする ●手づかみ食べにより、自分で食べる楽しみを増やす
調理形態	なめらかにすりつぶした状態	舌でつぶせる固さ	歯ぐきでつぶせる固さ	歯ぐきで噛める固さ
食事内容	●おかゆ（米）から始める。はじめはつぶしがゆ ●慣れてきたらつぶしたじゃがいもなどの野菜、果物、さらに豆腐や白身魚、固ゆでした卵黄などを試してみる ●開始の頃は調味料は必要ない。進行に応じて薄味で調理する	●全がゆ（粗つぶし） ●各種野菜や豆類、海藻など種類を増やす ●魚は白身魚から赤身魚、青皮魚へ ●脂肪の少ない肉類 ●豆腐は適宜 ●卵は卵黄（固ゆで）から全卵へ ●ヨーグルト、塩分や脂肪の少ないチーズ	●全がゆからしだいに軟飯へ ●各種野菜や豆類 ●豆腐は適宜 ●卵は全卵 ●ヨーグルトやチーズ ●進行に応じてベビーフードも利用することができる	●軟飯からしだいにご飯へ ●各種野菜や豆類 ●魚、肉、豆腐を適宜とり入れる ●卵は全卵 ●ヨーグルトやチーズ

●注意

はちみつは、乳児ボツリヌス症予防のために、満1歳までは食べさせません。はちみつがボツリヌス菌芽胞に汚染されていることがあるためで、1歳を過ぎて大腸に正常細菌叢ができると菌の繁殖が抑えられるので食しても大丈夫です。

出典：厚生労働省「授乳・離乳の支援ガイド」2019年より作成

果汁やスープ、おもゆなど、単に液状のものを与えても、離乳の開始とはいえないよ

53 成長期

社会　応用　教育　臨床　給食

■ 幼児期の生理的特徴と栄養ケア

- 幼児期は乳児期に続いて身体発育が盛んな時期であるが、乳児期よりは発育速度がゆるやかになる。体重に比べて身長の伸びが大きい
- 幼児の発育や栄養状態の評価にはカウプ指数が用いられる。標準値は年齢（特に身長の大小）によって異なり、男女差はない。
  カウプ指数＝体重（g）÷身長（cm）^{2} × 10
- 基礎代謝量が高く、エネルギーやたんぱく質、鉄、カルシウムなどの必要量は体重当たりでは成人の2～3倍にもなる。水分も必要量が多い。間食は1日のエネルギー必要量の10～20%が望ましい

■ 学童期・思春期の生理的特徴と栄養ケア

- 学童期は小学生（6～11歳）。女子は8～9歳頃から17～18歳頃まで、男子は10～11歳頃から18～19歳頃までが思春期で学童期と一部重なる。女子はエストロゲン（乳腺、卵胞の発育）、男子はテストステロン（筋肉、骨の成長）とプロラクチン（前立腺、精嚢腺の発達）の影響を大きく受け、2次性徴がみられる
- エネルギー蓄積量は男女とも10～11歳で最大になる。たんぱく質も必要量が多い。カルシウムの吸収率は思春期で最大になり、女子は思春期前半にカルシウム蓄積速度が最大になる

この時期は、保育所や学校での給食も重要だよ

◎関連キーワード <<<<<<<<<<<<<<<<<<<<<<<<

- **思春期スパート**…思春期に男女ともに身長の増加率が上昇する現象。ピークは男子で12～14歳頃、女子で10～11歳頃
- **ローレル指数**…体重（kg）÷身長（cm）^{3} × 10^7 で求める。学童期の肥満の判定に用いる。標準値は130で、160以上は肥満と判定

すっきりnavi

■ 幼児期〜思春期に起こりやすい問題とケア

偏食：幼児期

- 2歳前後から起こり、自我の芽生えの証拠
- できるだけ多くの食材を、できるだけ素材そのままの味で食べさせる
- 子どもの食への興味を引き出す

低年齢の幼児を中心に、食物アレルギーも問題になっています

肥満：幼児期〜思春期

- 幼児〜思春期の肥満は成人期肥満へ移行する可能性が高い
- 単純性肥満が多く、症候性肥満は少ない
- 体重減少をもたらすような極端な減食は避ける

う蝕（虫歯）：幼児期〜思春期

- 幼児期〜思春期のう蝕は減少傾向
- 歯の萌出後1〜2年はエナメル質の形成が不十分なため、う蝕になりやすい
- 歯磨きとともにたんぱく質、カルシウム、ビタミンA、D、Eが不足しないようにする

貧血：思春期

- 女子に多いが男子でもみられる
- 鉄欠乏性貧血が多い
- 女子では月経開始も原因

やせ、ダイエット：思春期

- 思春期女子の急激な体重の増減は月経異常につながる
- 思春期女子では神経性食欲不振症（拒食症）も起こしやすい
- 規則正しく3回決まった時間に適量を食べることが大切

脚気：思春期

- 男子に多い
- 足のむくみ、神経痛のような痛み
- ビタミンB_1不足が原因（エネルギー消費量の増加、糖質中心の食事、嗜好飲料の多飲など）

第3章

⦿理解度チェック >>>>>>>>>>>>>>>>>>>>> ☑

□1 幼児期（3〜5歳）の体重1kg当たりのエネルギー必要量は、成人と同程度である

□2 学童期の肥満は、成人期の肥満に移行しにくい

□3 思春期の女子では、思春期前に比べ、皮下脂肪量は減少する

解答

1. ✕ 成人より多い／2. ✕ 移行しやすい／3. ✕ 増加する

54 更年期の生理的変化

■ 更年期の生理的変化

- 女性は 40 歳以降、卵巣機能が急速に低下し、50 歳前後に閉経を迎える。この時期を更年期という
- エストロゲンの減少により、破骨細胞の数が増え、骨吸収の機能が亢進する → 骨密度減少、骨粗鬆症が起こりやすくなる
- 除体脂肪（筋肉など）が減少し、体脂肪率が増える → 代謝活性の高い筋組織などの細胞が減少するため、基礎代謝量が低下し、エネルギー必要量が減少する
- 閉経後、LDL コレステロール値は上昇し、HDL コレステロール値は低下する

> エストロゲンには、血液中の LDL コレステロールを減少させるはたらきがあります

- 更年期障害の症状…顔面紅潮（自律神経失調症状）、消化器症状や泌尿器障害、骨粗鬆症　など

■ 更年期の栄養ケア

- 女性ホルモンと同じような効果をもつイソフラボンを多く含む大豆製品を摂取する
- 骨粗鬆症予防のため、カルシウム、ビタミンD、ビタミンKを摂取する
- 単純糖質を多く含む飲料（カルシウムの吸収を阻害する）、コレステロールを多く含む食品の摂取は減らす

⊙関連キーワード <<<<<<<<<<<<<<<<<<<<<

- 簡略更年期指数（SMI）…更年期不快症状の標準化されたスケール。更年期障害の症状には個人差があるので、その種類・頻度・強度の評価に用いる

すっきりnavi

■更年期のホルモン分泌の変化

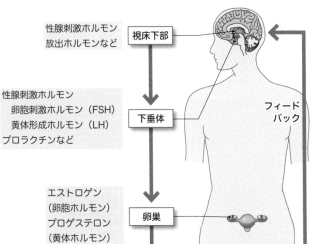

性腺刺激ホルモン
放出ホルモンなど → 視床下部

性腺刺激ホルモン
卵胞刺激ホルモン（FSH）
黄体形成ホルモン（LH）
プロラクチンなど → 下垂体

エストロゲン
（卵胞ホルモン）
プロゲステロン
（黄体ホルモン） → 卵巣

フィードバック

性ホルモンであるテストステロンの減少に伴い、男性にも更年期障害が存在するのよ

更年期のホルモンの変化

卵胞刺激ホルモン（FSH）：増加
黄体形成ホルモン（LH）：増加
エストロゲン：減少
プロゲステロン：減少

⊙理解度チェック >>>>>>>>>>>>>>>>>>>>> ☑

□1 更年期の女性では、卵胞刺激ホルモン（FSH）の分泌量は、増加する
□2 更年期障害の程度は、バーセルインデックスで評価する
□3 女性の更年期では、血清LDLコレステロール値は低下する

解答
1. ○／2. × 簡略更年期指数(SMI)で評価する／3. × 上昇する

■ 老年症候群

● 誤嚥、転倒、寝たきり、せん妄、認知症、排尿障害、褥瘡など、対症的なアプローチが必要なものを老年症候群という

● コミュニケーション障害、認知症、ADL（日常生活動作）障害などが多くみられる。ADL障害には、脳血管障害やパーキンソン症候群などの疾患と日常的な活動低下により生じる廃用症候群がある

● 高齢者では骨粗鬆症が進んでいることが多く、転倒による骨折の原因となる。特に大腿骨頸部骨折は、寝たきりの直接の原因になる可能性が高い

● 高齢者では筋たんぱく質の同化作用は、減弱する

■ 褥瘡

● 貧血、血清鉄や亜鉛、ビタミンの不足、糖尿病も褥瘡の発生や治りにくさに関与

● 栄養状態の判定は血清アルブミン値が目安となる

● 十分なたんぱく質、コラーゲン合成に必要な亜鉛、カルシウム、ビタミンC、アルギニンを補給する

> 褥瘡の主な原因は低栄養状態と組織局所の感染です。十分なたんぱく質を補うことで予防します

◉関連キーワード <<<<<<<<<<<<<<<<<<<<<<

● バーセルインデックス…日常生活動作を評価する方法の一つ。食事、整容、トイレ動作、入浴、歩行、階段昇降、着替え、排便・排尿コントロールなど日常的な生活動作を、介助の必要性で点数化する

● フレイル…加齢に伴うさまざまな機能低下により、健康障害に対して脆弱性が増加している状態のこと

すっきりnavi

■高齢者の食生活の問題点

- 低栄養と過栄養の両方がみられる
- 栄養素の摂取のアンバランスがみられる
- 味覚が低下するため、食塩摂取量が増える
- カルシウムの摂取量が不足している
- 食欲の低下や咀しゃく能力などの低下により、エネルギー・たんぱく質の摂取量が不足する
- 間食に甘いものを食べることが多くなり、コレステロールや血糖値の上昇を招く
- 食物繊維の摂取量が不足

■低栄養の判定基準

体重減少率	体重減少率が1週間で3%以上、1か月で5%以上、3か月で7.5%以上、6か月で10%以上の減少
血清アルブミン値	3.0g / dL 以下

＊体重減少率＝（平常時体重－現体重）÷平常時体重× 100

低栄養の判定には体重減少率や血清アルブミン値が用いられるよ

⊙理解度チェック ＞＞＞＞＞＞＞＞＞＞＞＞＞＞＞＞＞＞＞＞＞ ☑

- □1 褥瘡のモニタリング指標には、血清グロブリン値がある
- □2 失禁がある場合は、水分制限が必要である
- □3 フレイル（虚弱）の予防では、除脂肪体重を維持する

解答
1．× 血清アルブミン値／2．× 水分制限は不要。脱水に注意する／3．○

56 エネルギー消費量

基礎 応用

■ 基礎代謝量

● 基礎代謝量…呼吸、心臓の動き、体温を保つなど、生命を維持するために最低限必要なエネルギー

● 基礎代謝量は体温が1℃上がると約13%増加する

● 体重当たりの基礎代謝量は幼児ほど高く、成長に伴って徐々に減少する。1日当たりの総量では、男性では15〜17歳まで、女性では12〜14歳まで増加し、その後は10年間で約2%ずつ減少

● 小児期以降は、男性のほうが基礎代謝量の総量が大きい

● 臓器別では、安静時エネルギー消費量の約60%を肝臓、腎臓、心臓、脳などの臓器が占める。筋肉は20%程度（運動時には全エネルギーの半分以上）

脳のエネルギー消費量は、睡眠中でも活発な精神活動時でも、ほとんど変わらないのよ

■ 身体活動レベルとメッツ

● 身体活動レベル＝1日の総エネルギー消費量÷1日の基礎代謝量
推定エネルギー必要量（kcal/日）＝基礎代謝量×身体活動レベル

● メッツ（METs）…運動時のエネルギー消費量が安静時代謝量の何倍に当たるかを表す指標
エネルギー消費量（kcal）≒体重（kg）×メッツ数×時間（h）

◉関連キーワード <<<<<<<<<<<<<<<<<<<<<

● アトウォーター係数…生体で利用される栄養素のエネルギー値（生理的燃焼値）。栄養素1g当たり、糖質では4kcal、脂質では9kcal、たんぱく質では4kcal

すっきりnavi

■代謝量の測定

基礎代謝量	前日の夕食から12～15時間経過した翌朝に、20～25℃の室内で、安静仰臥の状態で測定
安静時代謝量	食後2～4時間経ってから、安静にイスに座った状態で測定
睡眠時代謝量	基礎代謝量とほぼ等しい

■1日のエネルギー消費量の内訳

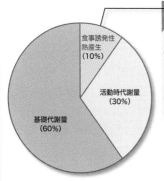

食事を摂取したあと数時間、安静にしていても増えるエネルギー消費量

- 摂取した食物を消化・吸収し、栄養素を代謝・貯蔵するために必要なエネルギー消費量
- たんぱく質摂取後に最も大きく、脂質の摂取後には少ない

食事誘発性熱産生（10%）
活動時代謝量（30%）
基礎代謝量（60%）

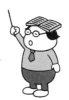

甲状腺機能が亢進すると、基礎代謝量は増加します

◉理解度チェック >>>>>>>>>>>>>>>>>>>>> ☑

□1 基礎代謝量は、睡眠状態で測定する

□2 メッツ（METs）は、身体活動時の全エネルギー消費量を安静時代謝量の倍数として表したものである

□3 非たんぱく質呼吸商は、脂質の燃焼割合が増加すると大きくなる

解答‥‥‥‥‥‥‥‥‥‥‥‥‥‥‥‥‥‥‥‥‥‥‥‥‥‥‥‥‥‥‥

1. ✕ 安静仰臥の状態で測定する／2. ○／3. ✕ 糖質の燃焼割合が高いほど大きくなる

57 特殊環境と栄養ケア

■ 特殊環境下の代謝変化

● 低温環境下では、熱産生が増加し、エネルギー代謝が亢進する。体温の喪失を少なくするために皮膚血流量は減少する

● 無重力環境では、骨吸収が増加して骨形成が減少し、尿中カルシウム排泄量は増加するため、長期の無重力環境滞在では、骨量が減少する。体液量や循環血液量も減少

● 騒音性難聴…高音域の聴力低下。時間が経つと回復しなくなる

● 手腕振動障害…末梢循環障害から白ろう病やレイノー現象が起こる

● 減圧症（潜函病）…海底作業を行う場合に多い疾患。高圧環境下の潜水状態では、体内窒素ガスが血液中に溶けやすく、組織に蓄積。急浮上すると、それが血液中で気泡化して血管内に塞栓ができる

● 低圧環境では口渇感が低下するため脱水状態になりやすく、食欲は低下する。血中ヘモグロビン濃度は上昇し酸素の運搬能力を高める

■ 特殊環境下の栄養ケア

● 低温環境では脂質を摂取することで血中遊離脂肪酸を増加させて熱産生を高める。食事誘発性熱産生は、たんぱく質摂取後に最も大きいことから高たんぱく質食とする

> 体温調節に関わる温熱因子は、気温、相対湿度（気湿）、気動（気流）、赤外線（輻射熱）の4因子よ

⊙関連キーワード <<<<<<<<<<<<<<<<<<<

● 湿球黒球温度（WBGT）指数…温熱環境の指標で、運動時の暑さ対策のための指標。暑さ指数ともいう。湿度は湿球計で、輻射熱（太陽や熱をもった物体から放射される熱）は黒球計で、乾温（気温）は乾球温度計で測定される。室内や日光の当たらない室外では湿球温と黒球温で計算され、日光の当たる室外では、この2つと乾球温で計算される

すっきりnavi

■高温環境と栄養ケア

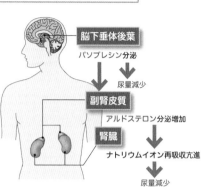

- 熱産生の減少
- 発汗による熱放散
- 血管の拡張

- 水だけでなくナトリウムも補給する
- 夏季にはたんぱく質と脂質の不足に注意する
- ビタミンB群の摂取も必要

脳下垂体後葉
バソプレシン分泌
↓
尿量減少
副腎皮質
アルドステロン分泌増加
腎臓
ナトリウムイオン再吸収亢進
↓
尿量減少

■熱中症の主な種類

病名	病型	症状	対策
うつ熱 (熱射病)	発汗による脱水、循環血液量の減少による	急激な体温上昇(40℃以上)、意識障害、めまい、ショック状態、吐き気、尿量減少。多臓器不全から死亡することもある	すみやかに救急車で医療機関に運ぶ
熱疲弊 (熱疲労)	顕著な発汗、脱水、塩分不足による	全身倦怠感、脱力感、頭痛、めまい、吐き気、血圧低下、頻脈、皮膚の蒼白	涼しい場所で休ませる。点滴が必要なので早めに医療機関に運ぶ
熱けいれん	大量の発汗に伴う塩分の喪失。大量の発汗時に水分のみを補給	四肢や腹筋などの痛みを伴ったけいれん、腹痛、嘔吐	涼しい場所で休ませ、食塩水かスポーツドリンクを飲ませる

⊙理解度チェック >>>>>>>>>>>>>>>>>>>>>>>>> ☑

□1 WBGT(湿球黒球温度)が上昇したときは、水分摂取を控える
□2 高温環境では、熱産生が増加する
□3 低圧環境では、脱水状態になりやすい
□4 低温環境では、皮膚血流量は増加する

解答……………………………………………………………………………
1.× 積極的に水分を摂取する/2.× 減少する/3.○/4.× 減少する

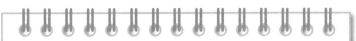

合格のための
効率的な学習方法

コラム **3**

● 得意な科目から始めて学習のリズムをつかむ

管理栄養士試験の出題科目は9科目あり、例年出題の順番は決まっていますが、学習の順序は必ずしも出題順でなくても構いません。試験の出題範囲は生化学的な内容から、法律や制度、経営管理論など多岐にわたっています。そのため、得意な分野、不得意な分野は人によって違ってくるでしょう。苦手な分野から始めてしまうと、学習のペースが落ちてなかなか先に進めなくなってしまいます。試験の合否は科目ごとではなく、あくまで総得点で決まります。取り組みやすい科目から優先して進め、学習のリズムをつかんでください。

● 出題数の多い科目を重点的に学習する

出題数の多い科目を重点的に学習することで、得点力アップを狙えます。「人体の構造と機能及び疾病の成り立ち」「臨床栄養学」「食べ物と健康」は出題数が多く、この3科目で全体の約40％を占めています。実力を安定させて合格を確実なものにするためには、最後まで効率よく学習を進めることが大切です。

学問に王道なし。無理のない学習計画で頑張ろう！

第 **4** 章

健康・栄養・食品に関する統計・資料や制度に関する知識

58 社会 人口統計

■ 人口静態統計

● 人口静態統計は総人口、性別・年齢別人口、労働力人口など、ある地域のある時点の人口を調査するものである

● 年少人口（0～14歳）、生産年齢人口（15～64歳）、老年人口（65歳～）の3区分別人口の推移によって、日本の少子高齢化の状況が歴然とみてとれる

5年ごとに実施されている国勢調査は、人口静態統計の代表的なものです

■ 人口動態統計

● 人口動態統計は、出生、死亡、死産、婚姻、離婚についてある地域のある一定期間の変動を集計したものである

● 合計特殊出生率は、1人の女性が生涯に産む子どもの数を示す数値で、わが国では、人口の水準を保つ数値（2.1前後）を下回る状況が続いている

● わが国では、悪性新生物（1位）、心疾患（2位）、老衰（3位）が三大死因となっている（4位は脳血管疾患）

1人の女性が生涯に産む女児の数を示すのは、総再生産率というのよ

◉関連キーワード <<<<<<<<<<<<<<<<<<<<

● 人口指数…生産年齢人口に対する年少人口、老年人口、従属人口（年少人口＋老年人口）の比率を示す指数、および年少人口に対する老年人口の比率を示す老年化指数がある

● 粗死亡率…その年の全人口に対する年間の死亡数の割合で、単に死亡率という場合は、粗死亡率を表している

● 年齢調整死亡率…異なる地域やある時期の死亡率を比較する場合、人口構成を調整して算出したものをいう

すっきりnavi

■年齢3区分別人口構成割合の推移

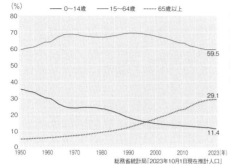

1990年代半ばには人口に占める年少人口と老年人口の割合が逆転、生産年齢人口の割合も減少に転じた

総務省統計局「2023年10月1日現在推計人口」

■死産、新生児死亡、乳児死亡

母子保健の指標には以下のようなものがある

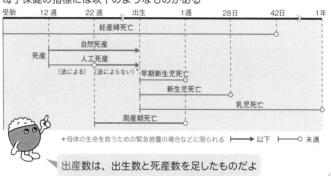

*母体の生命を救うための緊急措置の場合などに限られる ├──→ 以下 ├──○ 未満

▼ 出産数は、出生数と死産数を足したものだよ

⊙理解度チェック ＞＞＞＞＞＞＞＞＞＞＞＞＞＞＞＞＞＞ ☑

□1 老年化指数は、総人口に占める老年人口の割合である

□2 人口動態統計には転出入の調査も含まれる

□3 合計特殊出生率は、1人の女性が生涯に産む女児の人数を意味する

解答

1. × 年少人口に対する老年人口の比率／2. × 転出入は人口動態統計には含めない／3. × 1人の女性が生涯に産む子どもの数。設問は総再生産率のこと

59 食料需給表

■ 食料需給表

● 農林水産省が FAO（国際連合食糧農業機関）による作成の手引きに従って毎年作成しているもので、食料の国内生産量、供給栄養量など食料の消費行動を示している。食料自給率の算定の基礎となる

■ 食料自給率

● 国内で消費される食料に対して、国内で生産される食料の割合を示している

● 食料自給率にはカロリーベース（供給熱量総合食料自給率）、生産額ベース、重量ベースがある

● カロリーベースでは、日本はここ数年 40％を下回り、先進諸国では最も低い水準である

> 一般に、食料自給率といえばカロリーベースのことだと覚えておいてください

■ フードマイレージ

● 食料の輸送距離を考慮した数値で、食料の輸入重量（t）×輸送距離（km）で算出する

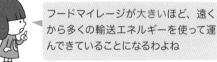

> フードマイレージが大きいほど、遠くから多くの輸送エネルギーを使って運んできていることになるわよね

◉関連キーワード <<<<<<<<<<<<<<<<<<<<<

● **食品ロス率**…食べ残しなどの廃棄重量を、食品の使用重量で割った数値をいい、高いほど多くの食料が無駄になっている
● **地産地消**…地元で生産された食料を地元で消費することをいう。地産地消を進めることで、フードマイレージを下げることができる

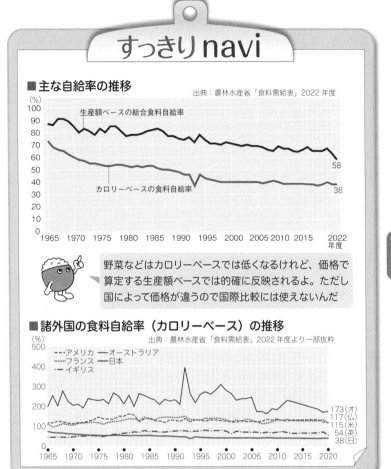

すっきりnavi

■ **主な自給率の推移**

出典：農林水産省「食料需給表」2022年度

（グラフ）生産額ベースの総合食料自給率　58
カロリーベースの食料自給率　38
1965 1970 1975 1980 1985 1990 1995 2000 2005 2010 2015 2022年度

野菜などはカロリーベースでは低くなるけれど、価格で算定する生産額ベースでは的確に反映されるよ。ただし国によって価格が違うので国際比較には使えないんだ

■ **諸外国の食料自給率（カロリーベース）の推移**

出典：農林水産省「食料需給表」2022年度より一部抜粋

---アメリカ　──オーストラリア
……フランス　──日本
──イギリス

173（オ）
117（仏）
115（米）
54（英）
38（日）

1965 1970 1975 1980 1985 1990 1995 2000 2005 2010 2015 2020

⊙理解度チェック >>>>>>>>>>>>>>>>>>>>>>> ☑

□**1** 食料需給表は、国連世界食糧計画（WFP）の手引きに準拠して作成する
□**2** わが国のカロリーベース（2021年度）の食料自給率は、38%である
□**3** 食品ロス率は、食品の使用重量を廃棄重量で除して求める
□**4** 地産地消の推進により、フードマイレージは上昇する

解答……………………………………………………………………………………
1．× FAOによる作成の手引きに従っている／2．○／3．× 廃棄重量を使用重量で除す／4．× 低下する

60 栄養疫学

社会 公衆

Link ▶ 42

疫学指標

● 主な疫学指標として次のようなものがある

罹患率	一定期間内に特定の疾病に新たにかかった人の集団人口（構成員の総数）に対する割合 【新たにかかった人数 ÷（集団人口 × 観察期間）】
有病率	ある時点における特定の疾病にかかっている人の人口に対する割合 【かかっている人数 ÷ 人口】
死亡率	一定期間内における死亡者数（通常1年間の合計）の人口に対する割合 【死亡者数 ÷ 人口】
致命率	特定の疾病にかかった人のうち、その疾病が原因で死亡した人の割合 【死亡者数 ÷ 新たにかかった人数】

死亡率と致命率は間違えないようにしないといけないよ ▶

疫学研究の手法

● 症例対照研究は、症例群と対照群で過去にさかのぼって2群間の曝露状況を調査する。まれな疾患について研究できる。過去にさかのぼるので後ろ向き調査といわれる

● コホート研究は、症例群と対照群を一定期間追跡調査して結果の発現状況を調べる。現在から未来に向かうので前向き調査と呼ばれる。症例対照研究に比べて、時間、労力、費用がかかる

● 生態学的研究は、ある集団の2つの統計指標の相関をみる

● 横断研究は、ある集団のある時点でのデータを集め関連をみる

⊙関連キーワード <<<<<<<<<<<<<<<<<<<<<

● **プラシーボ**…見た目は本物の薬そっくりだが、薬効はまったくない偽薬のこと。薬の効果を調べるときなどに使用される

● **インフォームド・コンセント**…「知らされたうえでの同意」という意味。疫学研究の対象者になることおよび資料の取り扱いに関しての同意をいう

すっきりnavi

■スクリーニング

特定の疾病に罹患しているかどうかの確定診断はできないが、できるだけ正確にふるい分けるために次のような表を用いて評価を行う

		スクリーニング検査の判定		計
		＋	－	
疾病の有無	あり	真陽性（A）	偽陰性（C）	疾病あり（A ＋ C）
	なし	偽陽性（B）	真陰性（D）	疾病なし（B ＋ D）
	計	検査陽性 （A ＋ B）	検査陰性 （C ＋ D）	

真陽性（A）：疾病ありで、スクリーニング陽性の者
偽陽性（B）：疾病なしで、スクリーニング陽性の者
偽陰性（C）：疾病ありで、スクリーニング陰性の者
真陰性（D）：疾病なしで、スクリーニング陰性の者

■スクリーニングの指標

敏感度と特異度があり、ともに値が高ければ高いほど有効といえる

敏感度

$$\frac{A}{A + C}$$

疾病ありの者をスクリーニングで陽性とする確率

特異度

$$\frac{D}{B + D}$$

疾病なしの者をスクリーニングで陰性とする確率

スクリーニング検査の結果、敏感度と特異度が100％になったら理想的ね

⊙理解度チェック

□ **1** 致命率は、一定期間中にある疾病で死亡した人数を、総人口で割ったものである

□ **2** 有病率が低くなると、陽性反応的中度は低くなる

□ **3** 空腹時血糖値による糖尿病スクリーニング検査で、敏感度は糖尿病である者のうち、検査が陰性になる者の割合である

解答
1．× 疾病にかかった人数で割ったもの／2．○／3．× 陽性になる者の割合である

61 食事調査法

■ 主な食事調査法

● 24 時間（食事）思い出し法は、対象者に前日摂取した飲食物をすべて思い出してもらう方法（調査者が面談して行う）

● 秤量調査法（食事記録法）は、対象者に秤や計量スプーン、記録表を渡し、摂取した食品の重量や容量を記録してもらう方法

● 食物摂取頻度調査法は、一定期間内の食事や食品の利用頻度を調査する方法（対象者が回答を記入）

● 陰膳法は、買い上げ法ともいい、対象者が摂取したものと同じものを買い入れ、分析する方法

陰膳法は、お金と時間がかかるから、対象者が多いと大変だね

「国民健康・栄養調査」は、実際に食べたものに基づく秤量調査法で行われているので、精度は高いといえます

■ 個人内変動と個人間変動

● 個人の食べる量や食べ方は、毎日同じではなく日々変化している。これを個人内変動という

● 個々人によって、他人と比較して食べる量や食べ方は異なる。これを個人間変動という

◎関連キーワード《《《《《《《《《《《《《《《《《《

● **生化学的指標**…栄養状態を最もよく反映するのは血液と尿。血液はエネルギーのほか、脂質、たんぱく質、貧血などの指標となる。尿はたんぱく質代謝の指標となる

● **残差法**…エネルギー調整法ともいい、総エネルギー摂取量の影響を除いて注目している栄養素の摂取量を予測する方法

すっきりnavi

■24時間（食事）思い出し法

昨日の夜は何を食べましたか？

豚肉のしょうが焼きと野菜の煮物だよ

野菜の煮物の材料は何でしたか？

大根とにんじんだったかな…

メリット：対象者の負担が少ない
デメリット：記憶に頼るので正確さに欠ける

■日間変動

個人内変動を起こす要因としては、暑さ寒さ、活動量、ストレスなどさまざまなものがある。日間変動は日によって食べる量が異なることを意味し、個人内変動要因の一つとなる

one day

食欲全開！！
今日は
大盛りで…

one day

今日は
何だか
食欲がないわ…

◉理解度チェック >>>>>>>>>>>>>>>>>>>>>>> ☑

□1 24時間食事思い出し法は、食物摂取頻度調査法と比べ調査者の負担が小さい
□2 秤量調査法は、対象者の負担が小さい
□3 日間変動は、個人内変動要因の一つである

解答
1. × 調査者の負担は大きい／2. × 負担が大きい／3. ○

62 社会調査法

■ 質問調査法の種類

● 社会調査とは、ある地域の人々や集団などの意識や行動などをとらえる調査をいい、質問調査法として次のような方法がある

	調査名	方法	メリット	デメリット
自計調査	留置法 (とめおき)	質問用紙を渡して記入してもらい、調査員が後日回収するか郵送してもらう	回収率が比較的よいのは訪問回収	周囲や家族の影響を受けやすい
	郵送法	郵送で配布し、郵送で回収する	幅広い地域の対象者を調査できる	周囲や家族の影響を受けやすく、回収率も低い
	集合法	対象者を一堂に集めて調査票にその場で記入してもらい、回収する	効率的に回収できる	調査員やその場の雰囲気の影響を受けやすい
	電子法	インターネットで回答をもらう	効率的である	インターネット利用者に限られる
他計調査	面接法	調査員が直接会って質問し、回答をもらう	信頼性も高く、回収率も高い	時間、費用がかかる
	電話法	調査員が直接電話で質問し、回答を聞く	手早くできて、対象区域も広がる	時間的な制約から質問の量や内容が限られる

いちばん正確な面接法が、やっぱり
いちばんお金も時間もかかるのね

◉関連キーワード <<<<<<<<<<<<<<<<<<<

● **自計調査**…調査の対象者が自分で質問票に書き込む方法で、留置法、郵送法などが該当する

● **他計調査**…調査員が聞き取った回答を記入する方法で、面接法、電話法がある

すっきりnavi

■全数調査と標本調査

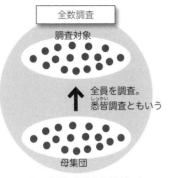

全数調査

調査対象

全員を調査。
悉皆調査ともいう

母集団

メリット：集団の正確な把握ができる
デメリット：膨大な費用と時間がかかる

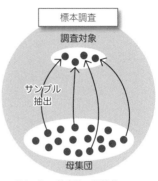

標本調査

調査対象

サンプル
抽出

母集団

メリット：効率的で経済的
デメリット：集団のおおまかな把握
しかできない

国勢調査は全数調査だから、大変だ！

■観察法

社会調査では質問調査法のほかに観察法がある

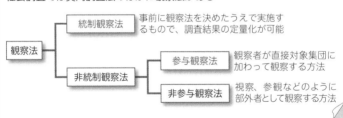

観察法
├ 統制観察法 — 事前に観察法を決めたうえで実施するもので、調査結果の定量化が可能
└ 非統制観察法
　├ 参与観察法 — 観察者が直接対象集団に加わって観察する方法
　└ 非参与観察法 — 視察、参観などのように部外者として観察する方法

⊙理解度チェック >>>>>>>>>>>>>>>>>>>> ☑

- □1 留置法は家族の影響を受けやすい
- □2 悉皆調査とは、対象者を一定の割合で母集団から抽出して実施する手法である
- □3 統制観察とは調査結果の定量化が可能な方法である

解答
1.○／2.× 全員を調査対象とする／3.○

63 医療制度

社会 臨床

■ 医療法

- 病院、診療所、および助産所の開設および管理に関する必要な事項を定めている
- 病院は20床以上、有床診療所は20床未満の収容施設を備えている
- 病床には、一般、療養、精神、感染症、結核の5種類がある

■ 医療保険制度

- 国民すべてがなんらかの医療保険に加入する国民皆保険（こくみんかいほけん）制度である
- 現物給付が原則となっている

被保険者は医療機関から「治療」という給付を受けるので現物給付といいます

■ 国民医療費

- 国民医療費に含まれないものに、①正常な妊娠や分娩に要する費用 ②健康の維持増進を目的とした健康診断 ③予防接種 ④義眼や義肢などに要する費用がある

出産の場合は、出産育児一時金が医療保険から支払われるのよ

◉関連キーワード <<<<<<<<<<<<<<<<<<<<

- **協会けんぽ**…中小企業の従業員を対象にした健康保険。正式には、全国健康保険協会管掌（かんしょう）健康保険という
- **医薬分業**…医師の処方箋に基づいた薬剤を、病院や診療所でなく薬局が患者に渡すしくみをいう。薬剤投与の間違いなどが防止できる

すっきりnavi

■医療施設の種類

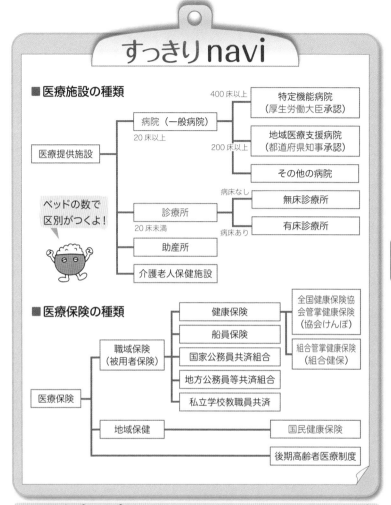

医療提供施設

病院（一般病院）
20床以上

400床以上 → 特定機能病院（厚生労働大臣承認）

200床以上 → 地域医療支援病院（都道府県知事承認）

その他の病院

診療所
20床未満

病床なし → 無床診療所

病床あり → 有床診療所

助産所

介護老人保健施設

ベッドの数で区別がつくよ！

■医療保険の種類

医療保険

職域保険（被用者保険）

健康保険 → 全国健康保険協会管掌健康保険（協会けんぽ）／組合管掌健康保険（組合健保）

船員保険

国家公務員共済組合

地方公務員等共済組合

私立学校教職員共済

地域保健 → 国民健康保険

後期高齢者医療制度

⊙理解度チェック ＞＞＞＞＞＞＞＞＞＞＞＞＞＞＞＞＞ ☑

□1 病院とは、病床数が20床以上の医療施設である
□2 医療保険は、現金給付が原則である
□3 自営業者は、組合管掌健康保険（組合健保）に加入する
□4 国民医療費は、正常な妊娠や分娩に要する費用を含む

解答
1．○／2．× 現物給付が原則である／3．× 国民健康保険に加入する／4．× 含まない

64 介護保険制度

■ 保険者・被保険者
- 保険者は市町村・特別区。申請の受付、認定は市町村で行う
- 年齢によって第1号被保険者および第2号被保険者に分けられる

■ 介護認定とサービス
- 介護区分は要支援1・2、要介護1〜5の7段階に分類される
- 要支援は予防給付、要介護は介護給付が受けられる
- 介護認定は、公平性を保つため、コンピュータによる一次判定のあと介護認定審査会による二次判定で決定される
- 利用者は自分の受けるサービスは自分で決められる

■ 介護施設
- 利用できる介護施設は、次の3つである

施設名		根拠法
介護老人福祉施設 （特別養護老人ホーム）	常時介護が必要で、在宅では介護を受けられない者で、原則として65歳以上の要介護者（入院治療は不要）	「老人福祉法」
介護老人保健施設	病状安定期で入院治療の必要はないが、リハビリテーション・看護・介護が必要な要介護者。自立・家庭復帰をめざす	「介護保険法」
介護医療院	長期にわたり医療管理等が必要な患者	「介護保険法」

◉関連キーワード <<<<<<<<<<<<<<<<<<<<<<

- **介護認定審査会**…市町村に設置され、基準に従って申請者の給付区分を審査する
- **後期高齢者医療制度**…75歳以上（一定の障害がある場合は65歳以上）を対象にした医療保険

すっきり navi

■介護保険の被保険者

種類	範囲	受給要件
第1号被保険者	65歳以上	要介護・要支援状態
第2号被保険者	40～64歳の医療保険加入者	要介護・要支援状態で、加齢に伴う特定疾病を有する

特定疾病には、がん末期、関節リウマチ、初老期の認知症など、16疾病があるよ

■介護区分とサービス

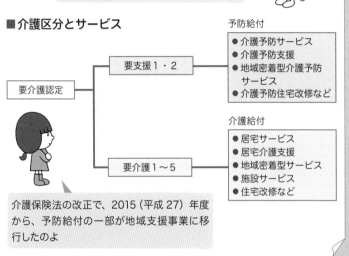

要介護認定 ── 要支援1・2

予防給付
- 介護予防サービス
- 介護予防支援
- 地域密着型介護予防サービス
- 介護予防住宅改修など

要介護認定 ── 要介護1～5

介護給付
- 居宅サービス
- 居宅介護支援
- 地域密着型サービス
- 施設サービス
- 住宅改修など

介護保険法の改正で、2015（平成27）年度から、予防給付の一部が地域支援事業に移行したのよ

⊙理解度チェック >>>>>>>>>>>>>>>>>>>> ☑

- □1 要介護認定の申請は、都道府県の窓口で行う
- □2 第2号被保険者は、医療保険加入者でなければならない
- □3 要介護認定は、介護支援専門員が行う
- □4 介護老人保健施設は、「老人福祉法」に定める特別養護老人ホームである

解答
1.× 市町村の窓口で／2.○／3.× コンピュータによる一次判定のあと介護認定審査会による二次判定で認定／4.× 特別養護老人ホームは、介護老人保健施設ではなく、介護老人福祉施設のことである

65 地域保健

■ 地域保健法

- 地域の実情に対応した保健対策を推進する基本事項を定めている
- 保健所の設置・業務規程を定めている
- 市町村保健センターの設置努力を定めている

市町村保健センターは
保健所の支所ではないよ！

■ 保健所

- 「地域保健法」に基づき、都道府県、指定都市および中核市、その他の政令で定められている市、または特別区に設置される
- 行政機能をもち、地域の公衆衛生活動の拠点である

2023（令和5）年4月現在、保健所は全国に468か所設置されています

■ 市町村保健センター

- 「地域保健法」に基づき市町村に設置することができる
- 地域住民の身近な対人保健サービスを行う拠点である。保健所のような行政機関ではない

■ 行政栄養士

- 都道府県、保健所設置市および特別区、市町村に所属する地域の保健活動の担い手

◉関連キーワード <<<<<<<<<<<<<<<<<<<<<<<<

- **食生活改善推進員（ヘルスメイト）**…全国の各市町村で食育アドバイザーとして活動するボランティアで、地域の健康づくりに貢献している

すっきりnavi

■保健所と市町村保健センターの比較

	保健所	市町村保健センター
根拠法	「地域保健法」	
設置	都道府県、指定都市、中核市、その他の政令で定める市または特別区	市町村
所長の条件	原則として医師。医師が困難な場合は「地域保健法」の規定に該当する人	医師である必要はない
職員	医師、歯科医師、獣医師、薬剤師、保健師、看護師、助産師、診療放射線技師、臨床検査技師、管理栄養士、栄養士など	保健師が中心。ほかに看護師、管理栄養士など
位置づけ	地域保健行政の中心機関	市町村レベルにおける健康づくりの推進の場
主な業務	疾病の予防・健康増進・環境衛生の整備・市町村への専門的支援など指導的業務、情報収集・分析・統計調査の実施など行政事務、健康危機管理の拠点	乳幼児健診、歯科検診、予防接種、がん検診、健康相談など利用頻度の高い身近な保健業務が中心
対人サービスの特徴	専門的・広域的	一般的・地域的

■医療圏

一次医療圏	二次医療圏	三次医療圏
身近な医療サービスを提供する区域で、市町村に該当。かかりつけ医、地域の診療所	一般の医療需要に対応する区域で、都道府県内をいくつかのエリアに分けた区域	特殊な診断または高度な治療に対応する区域で、都道府県が該当する。最先端医療病院など

⊙理解度チェック >>>>>>>>>>>>>>>>>>>>> ☑

□1 「地域保健法」に基づき、保健所の管轄人口は、50万人以上と定められている
□2 食品衛生の監視は、市町村保健センターの業務である

解答

1.× 「地域保健法」では保健所の管轄人口は定められていない／2.× 食品衛生の監視は、地方自治体の保健所と厚生労働省検疫所の食品衛生監視員が行う。保健センターでは衛生業務は行わない

66 母子保健

■ 母子保健法

- 母性（妊娠女性、母親）、乳児および幼児を対象とした法律
- 新生児、乳児などは「母子保健法」では以下のように定義されている

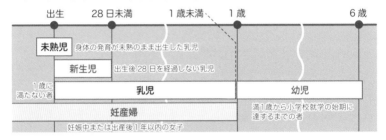

■ 健康診査・保健指導・療養援護

- 妊婦健康診査、乳幼児健康診査は、市町村が実施する
- 母子の保健相談や未熟児への養育医療は市町村が行う

■ 母子健康手帳

- 市町村に妊娠の届け出をした者に対して、市町村長から交付される
- 乳幼児突然死症候群の予防、予防接種のすすめ、葉酸の摂取のすすめ、飲酒の注意、父親の育児参加などが盛り込まれている

■ 健やか親子 21（第 2 次）

- 21 世紀の母子保健対策として、3 つの基盤課題と 2 つの重点課題を設定し実現を目指す運動。計画の対象期間は 2015 ～ 2024 年度

⊙関連キーワード ＜＜＜＜＜＜＜＜＜＜＜＜＜＜＜＜＜＜

- **低出生体重児**…体重が 2,500g 未満で出生した乳児をいう
- **小児慢性特定疾病対策**…小児がん、糖尿病など小児の 16 種の慢性疾患群に対して、公費による医療費助成や自立支援が行われる

すっきりnavi

■主な母子保健施策

○国庫補助事業　●一般財源による事業

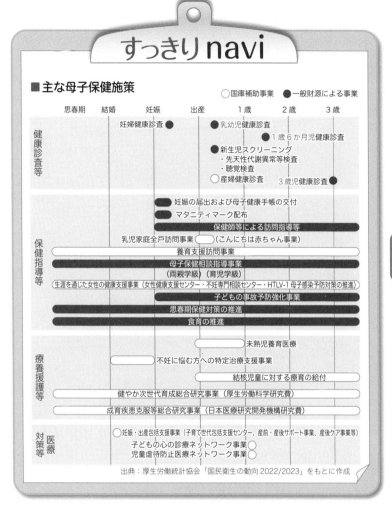

	思春期	結婚	妊娠	出産	1歳	2歳	3歳
健康診査等			妊婦健康診査●		●乳幼児健康診査 　　　　　　　●1歳6か月児健康診査 ●新生児スクリーニング 　・先天性代謝異常等検査 　・聴覚検査 ○産婦健康診査 　　　　　　　　3歳児健康診査●		
保健指導等			● 妊娠の届出および母子健康手帳の交付 ● マタニティマーク配布 ● 保健師等による訪問指導等 乳児家庭全戸訪問事業（　　　）（こんにちは赤ちゃん事業） （　　養育支援訪問事業　　） ● 母子保健相談指導事業 （両親学級）（育児学級） （生涯を通じた女性の健康支援事業（女性健康支援センター・不妊専門相談センター・HTLV-1母子感染予防対策の推進） ● 子どもの事故予防強化事業 ● 思春期保健対策の推進 ● 食育の推進					
療養援護等					（　　）未熟児養育医療 （　）不妊に悩む方への特定治療支援事業 　　　　　　結核児童に対する療育の給付 （　健やか次世代育成総合研究事業（厚生労働科学研究費）　） （成育疾患克服等総合研究事業（日本医療研究開発機構研究費））		
対策等医療			○妊娠・出産包括支援事業（子育て世代包括支援センター、産前・産後サポート事業、産後ケア事業等） 子どもの心の診療ネットワーク事業○ 児童虐待防止医療ネットワーク事業○				

出典：厚生労働統計協会「国民衛生の動向2022/2023」をもとに作成

◉理解度チェック >>>>>>>>>>>>>>>>> ☑

- □1 「母子保健法」では、健康診査を1歳6か月児と5歳児で実施することになっている
- □2 未熟児に対する養育医療の給付は、市町村が行う
- □3 「健やか親子21（第2次）」には、思春期の保健対策が含まれている

解答

1．× 1歳6か月児と3歳児／2．○／3．○

67 産業保健

■ 職業と健康障害

● 労働災害による死傷者数（休業4日以上）は、増加傾向

● 石綿（アスベスト）が要因と思われる肺がん、中皮腫の労災認定件数は2006（平成18）年度をピークに減少傾向

● 業務上疾病で最も多いのは職業（災害）性腰痛で、ほかには、熱中症や手指前腕の障害及び頸肩腕症候群、化学物質による疾病、じん肺症など

● 通勤途上の交通事故による負傷は、労働者災害補償保険の対象

■ 健康診断

● 一般健康診断と特殊健康診断が「労働安全衛生法」で規定

● 一般健康診断…雇い入れ時、定期、特定業務従事者、海外派遣労働者の健康診断、給食従事者の検便

> ①既往歴および業務歴　　②自覚・他覚症状の有無
> ③身長、体重、腹囲、視力、聴力　　④胸部X線検査
> ⑤血圧の測定　　⑥貧血検査（血色素量、赤血球数）
> ⑦肝機能検査　　⑧血中脂質検査
> ⑨血糖検査　　⑩尿検査　　⑪心電図検査

● 特殊健康診断…じん肺、有機溶剤、石綿など、各種規則で定めるもの。有所見率が最も高い特殊健康診断は腰痛

> 常時50人以上の労働者を使用する事業場では、産業医選任の義務があります

⦿関連キーワード <<<<<<<<<<<<<<<<<< 🔑

● 業務上疾病…業務と疾病の発症との間に因果関係が認められ、「労働者災害補償保険法」（労災法）の対象となる疾病

すっきりnavi

■労働衛生の3管理

事業者には、規模に応じて必要な安全管理体制の整備が義務づけられ、労働衛生の3管理と安全衛生教育が行われている

①作業環境管理

作業環境中の有害要因を除去し、さらに快適な作業環境の維持をめざすこと。有害化学物質の製造・使用中止、有害性の少ない物質への転換、有害性のより少ない生産工程への変更、局所排気設備の設置など

②作業管理

職業性疾病を予防するという観点で作業自体を管理すること。マスクの使用、プロテクターなどの保護具を装着することなど

③健康管理

健康診断等を通じて労働者の健康を継続的に観察し、業務上疾病等の予防や労働衛生管理の改善・向上を図ること。適正部署への配置転換など

労働衛生の3管理は「労働安全衛生法」のもとで行われているんだよ

⊙理解度チェック >>>>>>>>>>>>>>>>>>>>> ☑

- □1 業務上疾病で最も多いのは、「じん肺症及びじん肺合併症」である
- □2 騒音による難聴予防のための耳栓の使用は、労働衛生3管理の中の作業管理に含まれる
- □3 石綿は有所見率が最も高い特殊健康診断である

解答………………………………………………………………………………

1.× 職業（災害）性腰痛である／2.○／3.× 騒音が最も高い

68 学校保健

■ 学校保健行政の概要

- 学校保健行政は、学校保健、学校安全、学校給食からなる
- 学校保健、学校安全は「学校保健安全法」に基づく
- 学校給食は「学校給食法」に基づく
- 学校保健の対象…幼稚園から大学までの教育機関と、そこで学ぶ幼児、児童、生徒、学生、および職員

■ 学校保健統計調査

- 目的…学校における幼児、児童および生徒の発育および健康の状態を明らかにする
- 対象…幼稚園、小学校、中学校、義務教育学校、高等学校、中等教育学校および幼保連携型認定こども園のうち、文部科学大臣があらかじめ指定する学校に在籍する満5歳から17歳（4月1日時点）までの幼児、児童および生徒
- 調査内容…う歯の被患率や肥満傾向児の出現率などを調べる

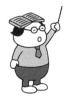

学校保健統計調査の対象には学生や職員は含まれません

学校保健の対象との違いを覚えておこうね！

◉関連キーワード ＜＜＜＜＜＜＜＜＜＜＜＜＜＜＜＜

- **学校保健関係職員**…「学校保健安全法」などに規定される学校保健関係職員は、学校長、保健主事、養護教諭、保健の教科担当教員、学校医、学校歯科医、学校薬剤師、栄養教諭および学校栄養職員が含まれる。養護教諭、栄養教諭は教員免許が必要である

すっきりnavi

■学校保健に関わる主な職員とその職務

主な職員	主な職務
学校の設置者	感染症予防等の臨時休業の決定 学校医の任命など
学校長	学校保健安全計画の決定 感染症、その疑いのある児童等の出席停止
保健主事	校長の補佐的役割。教諭、養護教諭から任命
養護教諭	学校保健の専門職員 健康教育、健康相談 疾病予防処置と保健指導など
学校医	学校保健安全計画の立案 環境衛生の維持および改善に関する指導と助言 健康診断、健康相談 疾病予防処置と保健指導など
学校歯科医 学校薬剤師	歯の健康診断（歯科医） 専門領域での指導と助言など
栄養教諭 学校栄養職員	食に関する指導など（栄養教諭） 主に給食指導（学校栄養職員）

学校保健の総括責任者
は校長先生だよ！

⊙理解度チェック >>>>>>>>>>>>>>>>>> ☑

- □1 「学校保健安全法」は、教職員を対象としていない
- □2 学校保健統計調査は、幼稚園も対象となる
- □3 養護教諭には、看護師の資格がなければならない
- □4 感染症対策のための臨時休業は、学校の設置者によって行われる
- □5 学校保健が対象とする学校とは、保育所から大学までを含んでいる
- □6 学校安全には、登下校時の安全確保が含まれる

解答
1．✕ 対象としている／2．○／3．✕ 看護師の資格ではなく教員免許／4．○／
5．✕「学校保健安全法」の適用は幼稚園から大学までで、保育所は含めない／6．○

69 健康増進法

■ 健康増進法の概要

- 急速な高齢化と生活習慣病の増加による疾病構造の変化により 2002（平成14）年8月に制定され、2003（平成15）年5月施行
- 国民の健康の増進の総合的な推進を図るための基本方針を定めたもので、「健康日本21」に法的裏づけを与えるもの
- 主な内容はより広く、健康の増進に努める国民の責務、国民の健康の増進を図るための基本方針の策定、調査研究の推進等
- 特定給食施設の設置者に対し、その施設の所在地の都道府県知事に開設届の提出を義務づけている（提出先は保健所）

■ 厚生労働大臣の役割

国民健康・栄養調査の実施	「厚生労働大臣は、国民の健康の増進の総合的な推進を図るための基礎資料として、国民の身体の状況、栄養摂取量及び生活習慣の状況を明らかにするため、国民健康・栄養調査を行うものとする」（10条）
健康増進	「厚生労働大臣は、国民の健康の増進の総合的な推進を図るための基本的な方針を定めるものとする」（7条）
健康診査	「厚生労働大臣は、健康診査等指針を定め、又はこれを変更したときは、遅滞なく、これを公表するものとする」（9条第3項）
食事摂取基準	「厚生労働大臣は、食事摂取基準を定め、又は変更したときは、遅滞なく、これを公表するものとする」（16条の2第3項）

2018年7月の健康増進法の改正により、受動喫煙防止対策が強化され、2020年4月1日より全面施行されたんだよ ▶

◉関連キーワード

- **栄養指導員**…都道府県や指定都市、特別区の保健所に配置され、栄養指導や給食施設の栄養管理指導などを行う。医師または管理栄養士の資格をもつ者の中から任命される
- **食品衛生監視員**…保健所などで食品の検査を行う公務員で、特別用途食品の収去を行う

すっきりnavi

■規定されている主な項目

都道府県、市町村による健康増進計画の策定（8条）

都道府県は基本方針、市町村は基本方針および都道府県健康増進計画を勘案して、住民の健康の増進の推進に関する施策についての基本的な計画を定める

市町村による生活習慣相談、栄養指導、保健指導（17条）

市町村は、住民の健康の増進を図るため、医師や薬剤師、保健師、助産師、看護師、管理栄養士、栄養士などの職員に、栄養やその他の生活習慣の改善に関する相談や必要な栄養指導その他の保健指導などを行わせる

特定給食施設における管理栄養士の配置、栄養管理（21条）

特定給食施設であって都道府県知事が指定する施設は、管理栄養士を置かなければならない

特定給食施設への栄養指導員による立入検査（24条）

都道府県知事は、必要な場合、特定給食施設の設置者や管理者に対して、業務に関する報告をさせたり、栄養指導員による当該施設への立入検査を行わせることができる

受動喫煙の防止（25～27条）

多数の者が利用する施設（学校、体育館、病院、劇場など）及び旅客運送事業自動車等を管理する者は、利用する者の受動喫煙を防止するために必要な措置を講ずるように努めなければならない

特別用途表示等（43条）

乳児用、幼児用、妊産婦用、病者用などの特別用途食品の表示をする場合、内閣総理大臣の許可が必要（実務上は消費者庁長官に委任）

誇大表示の禁止（65条）

食品への広告などの表示は、健康の保持増進の効果などについて、著しく事実に相違する表示や、著しく人を誤認させるような表示の禁止

◉理解度チェック ＞＞＞＞＞＞＞＞＞＞＞＞＞＞＞＞＞＞＞＞＞＞ ☑

☐ 1　健康増進事業実施者の責務について、「健康増進法」に規定されている
☐ 2　国民の健康増進の基本的な方針を定めるのは、内閣総理大臣である
☐ 3　厚生労働大臣は、特別用途表示の許可をする

解答‥‥‥‥‥‥‥‥‥‥‥‥‥‥‥‥‥‥‥‥‥‥‥‥‥‥‥‥‥‥‥‥‥‥‥‥‥‥‥

1　○／2．× 厚生労働大臣である／3．× 厚生労働大臣ではなく内閣総理大臣（実務上は消費者庁長官）である

70 組織づくり・地域づくりへの展開

■ セルフヘルプグループ

● 自助集団ともいう。疾病や障害などなんらかの共通の問題をもつ個人や家族が集まり、体験や悩みを共有し、解決する方法を話し合う集団。参加者は当初は学習者の立場であるが、学習が発展するにつれて、支援者に変わっていく

■ ソーシャルネットワーク、ソーシャルサポート

● 社会のなかで個人がもっている人間関係をソーシャルネットワークと呼ぶ。ネットワークのなかで受けられる支援をソーシャルサポートといい、以下のように分類できる

情緒的サポート	悩みを聞いてくれる 励ましてくれる	あなたも辛かったのね
情報的サポート	必要な情報やアドバイスを提供してくれる	あの先生に相談するといいよ
評価的サポート	自分に対してポジティブな評価をしてくれる	よく頑張りましたね
手段的サポート	仕事を手伝ってくれる 金銭的な支援をしてくれる	お金のことなら心配しないで!

■ グループダイナミクス

● 集団力学ともいう。集団学習を行う際、集団のなかに働く力で個々のメンバーの行動を変化させる作用をいう

◉関連キーワード <<<<<<<<<<<<<<<<<<<<<<

● ソーシャルキャピタル…地域の人間関係の豊かさ、地域の力、社会の結束力を意味する。ソーシャルキャピタルが豊かな地域ほど、住民の健康度は高く、犯罪者も少なく、プラスの効果が大きい

すっきり navi

■グループダイナミクス

グループダイナミクスが働かない集団	グループダイナミクスが働く集団

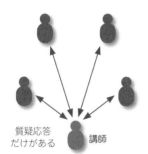

質疑応答
だけがある　　講師

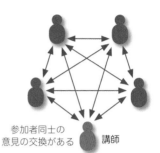

参加者同士の
意見の交換がある　　講師

■エンパワメント

個人や組織、コミュニティが主体的に自分たちの生活を変革し、自己管理
能力を獲得するプロセスをいう

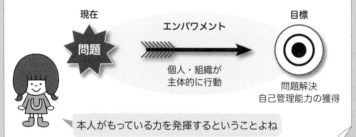

現在

エンパワメント

目標

問題

個人・組織が
主体的に行動

問題解決
自己管理能力の獲得

本人がもっている力を発揮するということよね

◉理解度チェック 〉〉〉〉〉〉〉〉〉〉〉〉〉〉〉〉〉〉〉〉〉〉 ☑

☐1 セルフヘルプグループの当事者は学習者の立場をとり続ける

☐2 集団学習により、グループダイナミクスの効果を高める

☐3 エンパワメントとは、栄養教育の実施に際し、専門家集団が中心となって行
うことである

解答

1. × しだいに支援者の立場になる／2. ○／3. × 個人や組織などが中心となる

71 健康日本21（第三次）

■ 健康日本21（第三次）の基本的な方向

①健康寿命の延伸と健康格差の縮小

②個人の行動と健康状態の改善（生活習慣の改善、生活習慣病の発症予防・重症化予防）

③社会環境の質の向上（健康づくりのための環境整備、健康情報入手のためのインフラ整備）

④ライフコースアプローチを踏まえた健康づくり（胎児期から高齢期に至るまでの人の生涯を経時的に捉えた健康づくり）

■ 健康日本21（第三次）の主な目標

● 栄養・食生活…適正体重維持者の増加、肥満傾向児の減少

● 身体活動・運動…1日の歩数の増加（目標7,100歩）

● 睡眠…睡眠で休養がとれている者の増加、睡眠時間の十分な確保

● 飲酒…生活習慣病のリスクを高める量（アルコール摂取量で男性40g/日以上、女性20g/日以上）の飲酒者の減少

● 喫煙…喫煙率の減少、20歳未満の者や妊婦の喫煙をなくす

● 歯・口腔の健康…歯周病者の減少、咀嚼良好者の増加

● 生活習慣病（NCDs：Non-communicatable diseases、非感染性疾患）…がん、循環器病、糖尿病、COPD（慢性閉塞性肺疾患）の減少及び死亡率の低下

● 循環器病・糖尿病…メタボリックシンドローム該当者・予備群の減少

● 生活機能の維持・向上…ロコモティブシンドロームの減少、骨粗鬆症検診受診率の向上、心理的苦痛を感じる者の減少

> 健康日本21（第三次）は2024（令和6）年スタートよ。
> 第二次の最終評価はp238を見てね

◉関連キーワード ＜＜＜＜＜＜＜＜＜＜＜＜＜＜＜＜＜＜＜ 🔑

● 健康寿命…平均寿命から大きな病気や障害のある期間を差し引いた年数

すっきりnavi

■健康日本 21（第三次）の概念図
ビジョン実現のための 4 つの基本的な方向それぞれの関係性を、以下の図に示す

すべての国民が健やかで心豊かに生活できる持続可能な社会の
実現のために、以下に示す方向性で健康づくりを進める

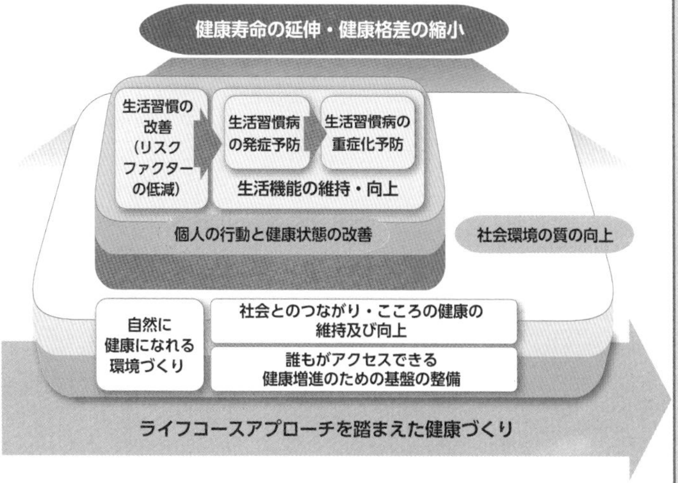

健康寿命の延伸・健康格差の縮小

生活習慣の改善（リスクファクターの低減）／生活習慣病の発症予防／生活習慣病の重症化予防／生活機能の維持・向上

個人の行動と健康状態の改善／社会環境の質の向上

自然に健康になれる環境づくり／社会とのつながり・こころの健康の維持及び向上／誰もがアクセスできる健康増進のための基盤の整備

ライフコースアプローチを踏まえた健康づくり

出典：厚生労働省「健康日本 21（第三次）推進のための説明資料」2023 年

◉理解度チェック ＞＞＞＞＞＞＞＞＞＞＞＞＞＞＞＞＞＞ ☑

☐ 1 「健康日本 21（第三次）」では、日常生活の歩行速度の向上が目標として定められている

☐ 2 「健康日本 21（第三次）」の基本的な方向の１つに「平均寿命の延伸」がある

☐ 3 「健康日本 21（第二次）」の最終評価で目標値に達した項目は半数を超えた

解答……………………………………………………………………………

1 × 歩行速度の向上ではなく、歩数の増加／2 ×「健康寿命の延伸」である／
3 × 全 53 項目のうち、目標値に達したのは 8 項目。栄養・食生活関連の 22 項
目のうち、目標値に達したのは 1 項目

72 国民健康・栄養調査

■ 国民健康・栄養調査の概要

目的	「健康増進法」に基づき、国民の身体の状況、栄養素等摂取量および生活習慣の状況を明らかにし、国民の健康の増進の総合的な推進を図るための基礎資料を得ることを目的とする
調査対象	令和元年国民生活基礎調査において設定された単位区から層化無作為抽出された 300 単位区内のうち、令和元年東日本台風の影響により 4 単位区を除いたすべての世帯および世帯員で 1 歳以上の者。調査地区は厚生労働大臣が定め、調査世帯は都道府県知事が指定する 調査対象者に選ばれたら、調査には協力しなければならないのよ
調査項目	身体状況調査、栄養摂取状況調査、生活習慣調査
調査時期	・身体状況調査…調査期間（11 月中）のうち、調査地区の実情を考慮して、もっとも高い参加率をあげうる日時（複数日設定しても構わない） ・栄養摂取状況調査…調査期間中の日曜日・祝祭日を除く 1 日 ・生活習慣調査…調査期間中
国民健康・栄養調査員	医師、管理栄養士、保健師、臨床（衛生）検査技師および事務担当者等で構成される。都道府県知事が任命する
調査方法	・身体状況調査…調査対象者を会場に集めて、調査員である医師、保健師等が調査項目の計測および問診を実施する ・栄養摂取状況調査…世帯ごとに対象者が摂取した食品を秤量法で記録し、調査員である管理栄養士等が調査票の説明、回収および確認を行う ・生活習慣調査…留置法により、対象者が自分で質問用紙に記入する（オンラインで電子調査票に回答することも可能）

出典：厚生労働省「令和元年国民健康・栄養調査結果の概要」

◉関連キーワード <<<<<<<<<<<<<<<<<<<<< 🔑

● **層化無作為抽出法**…対象となる母集団をいくつかの層に分け、各層から任意に対象者を抽出する方法をいう

● **比例案分法（案分比率）**…「国民健康・栄養調査」の食物摂取状況調査で使用されている方法で、何人かで食べたものを、食べた人の量の比率で分ける方法

■調査項目の詳細

調査項目	調査内容	対象年齢
身体状況調査	①身長、体重	1歳以上
	②腹囲	20歳以上
	③血圧［収縮期（最高）血圧と拡張期（最低）血圧を2回測定］	20歳以上
	④血液検査［HbA1c、総コレステロールなど］	20歳以上
	⑤問診［服薬状況、運動習慣など］	20歳以上
栄養摂取状況調査	①世帯状況［氏名、性別、生年月日、妊婦（週数）・授乳婦別、仕事の種類］	1歳以上
	②食事状況［家庭食・調理済み食・外食・給食・その他の区分］	
	③食物摂取状況［料理名、食品名、使用量、廃棄量、世帯員ごとの案分比率］ ＊対象者が秤を用いて秤量記入をするか、秤ではかれないものは目安量を記入する ＊栄養素等摂取量では調理後（ゆで、焼き等）の成分値が「日本食品標準成分表2015」に収載されている食品はこれを用いた	
	④1日の身体活動量［1日の歩行数を歩数計で測定］	20歳以上
生活習慣調査	食生活、身体活動、休養（睡眠）、飲酒、喫煙、歯の健康などに関する生活習慣全般を把握する	20歳以上

出典：厚生労働省「令和元年国民健康・栄養調査結果の概要」

具体的な調査結果は資料編を参照し、傾向を把握しておきましょう

⊙理解度チェック >>>>>>>>>>>>>>>>>>>>> ☑

- □1 「地域保健法」に基づいて実施する
- □2 調査対象の選定は、無作為抽出法による
- □3 国民健康・栄養調査員は、厚生労働大臣が任命する
- □4 血液検査は、40歳以上の人を対象とする
- □5 個人の食物摂取量は、世帯ごとの案分比率で算出する

解答..
1．×「健康増進法」である／2．○／3．× 都道府県知事が任命する／4．× 20歳以上が対象／5．○

わが国の管理栄養士・栄養士制度

■ 栄養士法

● 「栄養士法」は、栄養士および管理栄養士の身分等について定めている。以下は主な規定項目

  ・栄養士、管理栄養士の定義
  ・栄養士免許制度
  ・管理栄養士免許制度
  ・管理栄養士による傷病者の栄養指導にあたっての医師の指導
  ・名称の独占
  ・管理栄養士国家試験の受験資格
  ・栄養士、管理栄養士養成制度
  ・罰則

> 栄養士や管理栄養士の身分については、しっかり把握しておきましょう

■ 栄養士制度の歴史

● 1947（昭和22）年に「栄養士法」が制定され、栄養士の資格が法制化された

● 1962（昭和37）年に管理栄養士制度が創設された

● 管理栄養士国家試験制度の発足は1985（昭和60）年

● 2000（平成12）年、管理栄養士の資格が、登録制から免許制に変更。管理栄養士の業務も明確化された

> 病院で働く管理栄養士は、医療チームの一員として活躍しているよ

⊙関連キーワード <<<<<<<<<<<<<<<<<<<<<

● **名称独占**…栄養士・管理栄養士は免許をもたなければ栄養士・管理栄養士を名乗れないので名称独占資格という。ただし栄養士・管理栄養士を名乗らなければ、ほかの職種でも栄養指導を行うことはできるので、業務独占ではない

すっきりnavi

■「栄養士法」の主な内容

	管理栄養士	栄養士
定義	厚生労働大臣の免許を受けて管理栄養士の名称を用いて以下の業務に従事する者 ①傷病者に対する療養のため必要な栄養の指導 ②個人の身体の状況、栄養状態等に応じた高度の専門的知識および技術を要する健康の保持増進のための栄養の指導 ③特定多数人に対して継続的に食事を供給する施設における利用者の身体の状況、栄養状態、利用の状況等に応じた特別の配慮を必要とする給食管理 ④これらの施設に対する栄養改善上必要な指導　など	都道府県知事の免許を受けて栄養士の名称を用いて栄養の指導に従事する者
免許	管理栄養士国家試験に合格した者に対して、厚生労働大臣が与える	厚生労働大臣の指定した栄養士の養成施設において2年以上栄養士として必要な知識・技能を修得した者に対して、都道府県知事が与える
名称独占	栄養士・管理栄養士でなければ栄養士・管理栄養士またはこれに類似する名称を用いて、「栄養士法」に規定されているそれぞれの業務を行ってはならない。名称独占であるが業務独占ではない	
栄養指導	傷病者に対する療養のために栄養指導を行うに当たっては、主治の医師の指導を受けなければならない	

◉理解度チェック >>>>>>>>>>>>>>>>>>>>>>>>>> ☑

□1 「栄養士法」では、栄養士免許は厚生労働大臣が与えるとしている
□2 管理栄養士の業務は、名称独占であるが業務独占ではない
□3 管理栄養士制度の創設以来、免許制度が実施されている

解答
1. × 都道府県知事が与える／2. ○／3. × 最初は登録制で後に免許制になった

74 健康づくりのための身体活動基準

■ 健康づくりのための身体活動基準 2013 の概要

- 2013（平成 25）年度から「健康日本 21（第二次）」の開始にともない、「健康づくりのための身体活動基準 2013」と「健康づくりのための身体活動指針（アクティブガイド）」が取りまとめられた

■ 身体活動における定義

- 身体活動…安静にしている状態よりも多くのエネルギーを消費する全ての動作。生活活動と運動に分けられる
- 生活活動…日常生活における労働、家事、通勤・通学など
- 運動…体力の維持・向上を目的とし、計画的・継続的に実施されるもの
- メッツ（METs）…身体活動の強さの単位。身体活動の強さを安静時代謝量の何倍に相当するかで表す

■ 身体活動の量からエネルギー消費量への換算方法

- エネルギー消費量（kcal）≒体重（kg）× METs 数×時間（h）
  例：72kg の人がヨガ（2.5 メッツ）を 30 分行った場合のエネルギー消費量は　72kg × 2.5 メッツ× 0.5 時間＝ 90kcal

40kg の人が 3 メッツの犬の散歩を 1 時間するとエネルギー消費量は 120kcal になるよ

◉関連キーワード <<<<<<<<<<<<<<<<<<<<<<

- ロコモティブシンドローム…運動器症候群。運動器の障害により要介護になるリスクの高い状態になること

すっきりnavi

■「健康づくりのための身体活動基準2013」の概要

厚生労働省2013年

血糖・血圧・脂質に関する状況		
健診結果が基準範囲内の人	いずれかが保健指導レベルの人	リスク重複または受診をすすめられている人

例えば10分多く歩くなど、身体活動を今より少しでも増やし、運動習慣をもつようにする
（30分以上の運動を週2日以上）

現在のところ、18歳未満の基準は設定されていません

年代別の基準

65歳以上
強度を問わず、身体活動を毎日40分
（＝10メッツ・時/週）

18～64歳
・3メッツ以上の強度の身体活動※1を毎日60分
（＝23メッツ・時/週）
・3メッツ以上の強度の運動※2を週60分
（＝4メッツ・時/週）

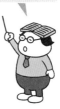

※1 歩行またはそれと同等以上の身体活動
※2 息が弾み汗をかく程度の運動

医療機関にかかっておらず、「身体活動のリスクに関するスクリーニングシート」でリスクがないことを確認できれば、対象者が運動開始前・実施中に自ら体調確認ができるよう支援した上で、保健指導の一環としての運動指導を積極的に行う

生活習慣病患者が積極的に運動をする際には、安全面での配慮がより重要になるので、まずかかりつけの医師に相談する

⊙理解度チェック ≫≫≫≫≫≫≫≫≫≫≫≫≫≫≫≫≫ ☑

- □1 メッツ（METs）は、身体活動時のエネルギー消費量を基礎代謝量で除した値である
- □2 健康づくりのための身体活動基準2013では、小児の身体活動の基準値が示されている
- □3 50kgの人がバスケットボール（6メッツ）の身体活動を30分行った場合のエネルギー消費量は90kcalである

解答………………………………………………………………………………………
1．× 基礎代謝量ではなく安静時代謝量／2．× 示されていない／3．× エネルギー消費量は150kcal

75 食育推進基本計画

■ 第4次食育推進基本計画の重点事項と基本的な取組方針

■重点事項

①生涯を通じた心身の健康を支える食育の推進

②持続可能な食を支える食育の推進
　持続可能な食に必要な「環境の環」、「人の輪」、「和食文化の和」の3つの「わ」を支える食育を推進する

③「新たな日常」やデジタル化に対応した食育の推進

■基本的な取組方針

①国民の心身の健康の増進と豊かな人間形成

②食に関する感謝の念と理解

③食育推進運動の展開

④子どもの食育における保護者、教育関係者等の役割

⑤食に関する体験活動と食育推進活動の実践

⑥我が国の伝統的な食文化、環境と調和した生産等への配慮及び農山漁村の活性化と食料自給率の向上への貢献

⑦食品の安全性の確保等における食育の役割

■ 食育の推進のために目標値が定められた項目

● 食育に関心を持っている国民を増やす

● 朝食または夕食を家族と一緒に食べる「共食」の回数を増やす

● 朝食を欠食する国民を減らす

● 学校給食における地場産物を活用した取組などを増やす

● 食品ロス削減のために何らかの行動をしている国民を増やす　など

◎関連キーワード <<<<<<<<<<<<<<<<<<<<

● 「食育基本法」…国民運動として食育を推進するために2005（平成17）年に制定。この施策を具体的に進めるために2006（平成18）年に食育推進基本計画が策定された

すっきりnavi

■食育の推進体制

```
                      国
```

食育推進会議
会長　農林水産大臣
委員　農林水産大臣の申出により内閣総理大臣が指定する国務大臣及び農林水産大臣が任命する民間有識者

→ 食育推進基本計画の策定・実施
＝
関係府省

地方公共団体

都道府県
食育推進会議
▼
都道府県食育推進計画の策定・実施　＝　都道府県

市町村
食育推進会議
▼
市町村食育推進計画の策定・実施　＝　市町村

国民運動として推進

参加・協力

関係者・団体等

子どもの保護者

教育・保育・医療・保健関係者等

農林漁業者等

食品関連事業者等

各種団体、ボランティア

など

● 家庭で ● 学校で ● 保育所で ● 地域（保健所、医療機関、農林水産物の生産、食品の製造、加工、流通の現場など）で

出典：内閣府「食育の推進に向けて」を改変

第4次食育推進基本計画は、2021（令和3）〜 2025（令和7）年度までの5年にわたり食育を推進していくのよ

⦿理解度チェック >>>>>>>>>>>>>>>>>>>> ☑

□1 食育推進会議の会長には、厚生労働大臣があてられる
□2 食育推進基本計画は、「健康増進法」に基づき作成されている

解答
1．× 厚生労働大臣ではなく農林水産大臣／2．×「健康増進法」ではなく、「食育基本法」

169

76 特定健康診査・特定保健指導

■ 特定健康診査・特定保健指導の概要

- 根拠法…2008（平成20）年に施行された「高齢者の医療の確保に関する法律」に基づいて実施
- 特定健診の対象者…40～74歳の公的医療保険の被保険者全員
- 特定保健指導の対象者…健診の結果から、生活習慣の改善で生活習慣病予防効果を期待できる人が対象
- 目的…一次予防として、病気になりにくい健康な体づくり
- 最終目標…健康寿命の延伸とQOLの向上
- 実施主体…医療保険者。実施者は健診・保健指導業務を、保健指導技術を有する民間に委託できる
- 評価…生活習慣病のリスクの低減というアウトカム評価を重視

特定保健指導の行動目標は、指導を受ける対象者自らが設定するのよ

◉関連キーワード <<<<<<<<<<<<<<<<<<

- **アウトカム評価**…結果評価。アウトカムは結果や成果の意味
- **二次予防**…疾病の早期発見・早期治療ならびに重症化防止を目的としたもの
- **三次予防**…早期社会復帰をめざしたリハビリテーション

◉理解度チェック >>>>>>>>>>>>>>>>>>>>> ☑

- □1 プログラムの実施根拠となる法律は、「地域保健法」である
- □2 実施主体は、都道府県である
- □3 糖尿病有病者の割合は、アウトカム（結果）評価に用いる指標である
- □4 積極的支援対象者には、1～2か年の支援計画を立てる
- □5 実施者は、健診・保健指導業務を民間に委託できる

解答
1．×「高齢者の医療の確保に関する法律」である／2．× 医療保険者である／3．○／4．×3～6か月程度の支援計画を立てる／5．○

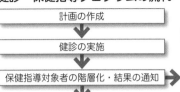

すっきりnavi

■標準的な健診・保健指導プログラムの流れ

```
計画の作成
  ↓
健診の実施
  ↓
保健指導対象者の階層化・結果の通知  →  確実な受診勧奨と
                                        受診状況の確認
                                        肥満・非肥満を問
                                        わず、必要な場合
                                        は確実な受診勧奨
```

保健指導

情報提供
- 生活習慣病の特性や生活習慣の改善に関する基本的な理解を支援する
- 対象者と共に健診結果を確認し、健診結果が示唆する健康状態について、対象者自身が理解できるように説明する

対象者ごとの計画作成
健診結果と詳細な質問票で行動変容の準備状態を把握

動機づけ支援
原則1回の支援（6か月後評価）
生活習慣の改善に対する個別の目標を設定し、自助努力による行動変容が可能となるような動機づけを支援する

積極的支援
3～6か月の継続的支援
準備段階にあわせて個別の目標を設定し、具体的で実現可能な行動の継続を支援する

対象者ごとの評価

評価

- **ストラクチャー（構造）**評価：職員の体制、予算等
- **プロセス（過程）**評価：情報収集、アセスメント等
- **アウトプット（事業実施量）**評価：実施回数や参加人数等
- **アウトカム（結果）**評価：糖尿病等の有病者・予備群の減少率・保健指導効果の評価
- **健康度の改善効果と医療費適正化効果　等**

リスク等に応じた必要な支援の実施

出典：厚生労働省「標準的な健診・保健指導プログラム（令和6年度版）」より作成

第4章

食べ物 応用 公衆

77 食事摂取基準策定の基礎理論

■ 日本人の食事摂取基準（2020年版）の指標

- BMI（Body Mass Index）…エネルギーの摂取量および消費量のバランス（エネルギー収支バランス）の維持を示す指標。なお、エネルギー必要量の基本的事項や測定方法、推定方法、推定エネルギー必要量は参考資料として示されている
- 推定エネルギー必要量（EER）…エネルギーの不足のリスクと過剰のリスクが最も少なくなる摂取量の1日当たりの平均値

■栄養素の指標の概念と特徴

目的	指標	内容
摂取不足の回避	推定平均必要量（EAR）	特定の集団を対象として測定された必要量から、性・年齢階級別に日本人の必要量の平均値を推定。当該集団に属する人の50%が必要量を満たすと推定される1日の摂取量
	推奨量（RDA）	特定の集団に属するほとんどの人（97〜98%）が必要量を満たすと推定される1日の摂取量
	目安量（AI）	推定平均必要量、推奨量が算定できない場合に、特定の集団に属する人々がある一定の栄養状態を維持するのに十分な量
過剰摂取による健康障害の回避	耐容上限量（UL）	対象集団に属するほとんどすべての人々が、過剰摂取による健康障害を起こすことのない摂取量の最大限の量
生活習慣病の発症予防	目標量（DG）	生活習慣病の発症予防のために現在の日本人が当面目標とすべき摂取量、またはその範囲

「日本人の食事摂取基準（2020年版）」は、2020年度から使用されています

◉関連キーワード

- **身体活動レベル**…健康な日本人を対象として、二重標識水法により測定された総エネルギー消費量を基礎代謝量で割った値

すっきりnavi

■ 目標量を理解するための概念図

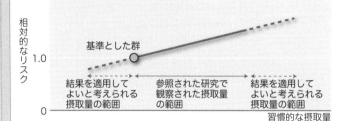

縦軸：相対的なリスク（1.0）
横軸：習慣的な摂取量

基準とした群

結果を適用してよいと考えられる摂取量の範囲 ← 参照された研究で観察された摂取量の範囲 → 結果を適用してよいと考えられる摂取量の範囲

栄養素摂取量と生活習慣病のリスクとの関連は連続的で、閾値（境界となる値）が存在しない場合が多くあるため、関連が直線的で閾値のない典型的な例を図に示しました

■ 推定平均必要量、推奨量、目安量、耐容上限量

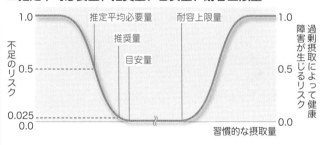

左縦軸：不足のリスク（1.0 / 0.5 / 0.025 / 0.0）
右縦軸：過剰摂取によって健康障害が生じるリスク（1.0 / 0.5 / 0.0）
横軸：習慣的な摂取量

推定平均必要量　推奨量　目安量　耐容上限量

⦿ 理解度チェック ＞＞＞＞＞＞＞＞＞＞＞＞＞＞＞＞＞＞ ☑

☐1 エネルギー収支バランスの指標に、成人では、BMI（kg/m²）を用いる

☐2 身体活動レベルは、1日当たりの総エネルギー消費量を体重で除したものである

☐3 目標量は、生活習慣病の発症予防を目的として設定された

解答……………
1. ○／2. × 基礎代謝量で除したもの／3. ○

78 栄養素別食事摂取基準

■ 主な栄養素の摂取基準

● エネルギー産生栄養素バランスは目標量として策定されている
● 1歳以上の男女の炭水化物の目標量は、50 〜 65％エネルギー
● たんぱく質の目標量は 1 〜 49 歳の男女は 13 〜 20％エネルギー
● たんぱく質の目標量は 50 〜 64 歳男女で 14 〜 20％、65 歳以上で 15 〜 20％エネルギー
● 1歳以上の男女の脂質の目標量は、20 〜 30％エネルギー
● 18 歳以上男女の飽和脂肪酸の目標量は 7％エネルギー以下
● 成人の食塩摂取の目標量は男性 7.5g/ 日未満、女性 6.5g/ 日未満

2020 年版では、たんぱく質、脂質、炭水化物（アルコールを含む）が総エネルギー摂取量に占めるべき割合の指標として、エネルギー産生栄養素バランスが受け継がれているわよ

参照体位や身体活動レベルなどの詳しい内容が資料編に載っているよ。併せて覚えておこう

◉関連キーワード

● **エネルギー産生栄養素バランス**…エネルギーを産生する栄養素、すなわち、たんぱく質、脂質、炭水化物（アルコールを含む）とそれらの構成成分が総エネルギー摂取量に占める割合（％エネルギー）

◉理解度チェック

□1 1歳以上の男女の脂肪エネルギー比率の目標量の下限は 30％である
□2 65 歳以上の男女のたんぱく質の目標量は 14 〜 20％エネルギーである
□3 食塩摂取の目標量は成人男性で 8 g/ 日未満である

解答
1．× 20％／2．× 15 〜 20％エネルギー／3．× 7.5g/ 日未満である

すっきりnavi

■主なビタミン、ミネラルの摂取基準のポイント

脂溶性ビタミン	ビタミンA	推定平均必要量、推奨量、目安量*のほかに、成人では肝臓へのビタミンAの過剰蓄積による肝臓障害、乳児ではビタミンA過剰摂取による頭蓋内圧亢進の症例報告をもとに、耐容上限量が設定されている
	ビタミンD	骨折のリスクを上昇させないビタミンDの必要量に基づいて、目安量が設定されている。過剰摂取により高カルシウム血症、腎障害などを招くおそれがあり、耐容上限量が設定された
	ビタミンE	現在の日本人のビタミンEの平均摂取量（5.6～11.1mg/日）であれば、血中α-トコフェロールの必要量を保つことができることから、「国民健康・栄養調査」（平成28年）の摂取量中央値をもとに目安量を設定している。耐容上限量も定めている
	ビタミンK	日本人のビタミンK摂取量は、納豆摂取の影響が大きいことから、成人の目安量は納豆を習慣的に摂取していない人においても健康障害が認められていない値に基づいて設定されている
水溶性ビタミン	ビタミンB群	推定平均必要量、推奨量、目安量がそれぞれ設定されている。ナイアシン（強化食品やサプリメントの過剰摂取による下痢や肝障害など）、B6（ピリドキシン大量摂取による感覚性ニューロパシー）、葉酸（プテロイルモノグルタミン酸の過剰摂取による悪性貧血のマスキング、神経障害など）については耐容上限量も設定されている。パントテン酸、ビオチンは目安量のみの設定となっている
	ビタミンC	成人男女の推奨量は100mg/日と設定されている
多量ミネラル	ナトリウム	過剰摂取による生活習慣病、特に高血圧とがんのリスク上昇を予防することを目的として目標量が設定されている。実現可能性を考慮し、成人男性7.5g/日未満、成人女性6.5g/日未満（食塩相当量）を目標量とした
	カリウム	不可避損失量と成長に伴う体内増加量を補う量として、性・年齢別に数値が得られているデータから目安量を策定。高血圧を中心とした生活習慣病発症・重症化予防のために、目標量も設定された
	カルシウム	1歳以上については要因加算法によりカルシウムの推定平均必要量と推奨量を算出している。耐容上限量は2,500mg/日とした
微量ミネラル	鉄	推定平均必要量、推奨量、目安量*、耐容上限量が設定されている。推定平均必要量・推奨量は要因加算法により算定されている。女性の場合は、月経血による鉄損失を考慮している
	亜鉛	推定平均必要量、推奨量、目安量*、耐容上限量が設定されている。亜鉛の毒性は低いが多量の亜鉛摂取により、銅の吸収阻害による銅欠乏が知られている。18歳以上には耐容上限量が定められた。亜鉛欠乏による味覚異常が知られている
	銅	欧米の食事摂取基準を参考に策定。耐容上限量は、強い毒性は認められないことから、7mg/日とされている

*目安量は、乳児のみに設定されている。

79 諸外国の健康・栄養政策

社会　教育　公衆

■ 先進国の健康・栄養問題

● 先進国では、エネルギー・動物性脂肪の過剰摂取や肥満、糖尿病、脂質異常症などの生活習慣病の問題が深刻である

● アメリカの学校給食プログラムには、朝食を提供するものがある

● アメリカでは、低所得者が専用カードを使って食料を購入できる食料費補助対策（旧フードスタンプ）があり、補助的栄養支援プログラム（SNAP）とよばれる

■ 開発途上国の健康・栄養問題

● 開発途上国においても食生活指針が作成されている

● 開発途上国では、栄養素欠乏症対策として、その栄養素を食品に添加するプログラムがある

● 5歳未満の死亡者の90％以上が開発途上国の子どもである

● 乳児期の栄養対策として母乳保育を勧めている

先進国、開発途上国ともに肥満が栄養学上の重要な課題になっています

■ 健康・栄養問題の国際的な取り組み

● 健康・栄養問題への国際的な取り組みは主にWHO（世界保健機関）とFAO（国連食糧農業機関）が中心となって行われている

● WHO憲章では、健康とは身体的、精神的、社会的に完全に良好な状態としている

● 栄養士制度は国によって異なり、国際的に統一された制度はない

◎関連キーワード <<<<<<<<<<<<<<<<<<<<<<

● **三大微量栄養素欠乏症**…世界の三大微量栄養素欠乏症は、ビタミンA欠乏症、鉄欠乏症、ヨウ素欠乏症である

すっきり navi

■アメリカのマイ・プレート

アメリカの「食生活指針」に基づいた食生活実践ガイドが、このマイ・プレートである

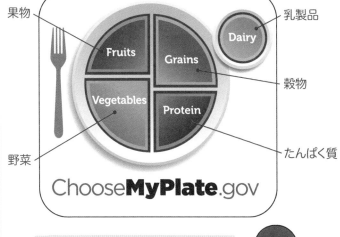

果物 — Fruits
乳製品 — Dairy
穀物 — Grains
たんぱく質 — Protein
野菜 — Vegetables

Choose**MyPlate**.gov

お皿の半分に野菜と果物を乗せ、残りの半分に穀物と肉や魚、脇のお皿に乳製品ということね。シンプルで覚えやすいわね

第4章

⦿理解度チェック >>>>>>>>>>>>>>>>>>>>>> ☑

- □ 1 アメリカには低所得者が専用カードで食料を購入できる制度（SNAP）がある
- □ 2 開発途上国では、ビタミンAの欠乏症が多い
- □ 3 WHO憲章は、疾病や病弱が存在しない状態が健康であると定義している
- □ 4 開発途上国で重要とされているものの1つに、微量栄養素欠乏を改善するプログラムがある

解答..

1.○／2.○／3.× 身体的、精神的、社会的に完全に良好な状態が健康であると定義している／4.○

80 ヘルスプロモーション

社会 教育 公衆

■ ヘルスプロモーションの概要

- 1986（昭和61）年に発表された「オタワ憲章」に、ヘルスプロモーションについての定義が述べられている
- ヘルスプロモーションは、「人々が自らの健康をコントロールし、改善することができるようにするプロセスである」と定義されている
- 最終的な目標は、QOL（生活の質）の向上である

■ プリシード・プロシードモデル

- ヘルスプロモーションを展開するための具体的なモデルとして、プリシード・プロシードモデルがある
- プリシード・プロシードモデルは、グリーンらによって開発された、健康教育を立案する際の助けとなる実践的モデルである
- プリシード・プロシードモデルが挙げる健康に影響を及ぼす要因

> 準備因子…知識、態度、信念など行動の動機づけとなるもの
> 強化因子…周囲の人の行動・態度、行動の維持に必要な報酬
> 実現因子…健康に関する個人の能力

- プリシード・プロシードモデルによる評価

> プリシードモデル（第1〜第4段階）
> 第1段階（社会診断）→第2段階（疫学診断）→第3段階（教育・環境診断）→第4段階（運営・政策評価と介入調整）
> プロシードモデル（第5〜第8段階）
> 第5段階（実施）→第6段階（経過評価）→第7段階（影響評価）→第8段階（結果評価）

> プリシード・プロシードモデルの最終目標も、ヘルスプロモーションと同じくQOLの向上です

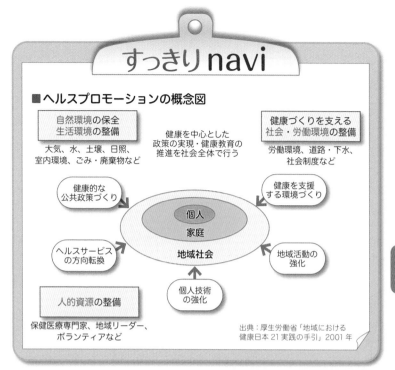

すっきりnavi

■ヘルスプロモーションの概念図

自然環境の保全
生活環境の整備

大気、水、土壌、日照、
室内環境、ごみ・廃棄物など

健康を中心とした
政策の実現・健康教育の
推進を社会全体で行う

健康づくりを支える
社会・労働環境の整備

労働環境、道路・下水、
社会制度など

健康的な
公共政策づくり

健康を支援
する環境づくり

個人

家庭

地域社会

ヘルスサービス
の方向転換

地域活動の
強化

個人技術
の強化

人的資源の整備

保健医療専門家、地域リーダー、
ボランティアなど

出典：厚生労働省「地域における
健康日本21実践の手引」2001年

◎関連キーワード

● エンパワメント…個人や組織、コミュニティが問題を自力で解決し、主体的に自分たちの生活を変革し、自己管理能力を獲得するプロセスのこと

◎理解度チェック

□1 「人々が自らの健康をコントロールし、改善することができるようになるプロセスである」というヘルスプロモーションの定義を述べたのはアルマアタ宣言である

□2 プリシード・プロシードモデルにおける強化要因とは、周囲の人の行動・態度、行動の維持に必要な報酬のことである

□3 プリシード・プロシードモデルはヘルスプロモーションの実践的モデルとしてグリーンらが提案したものである

解答
1．× アルマアタ宣言ではなくオタワ憲章／2．○／3．○

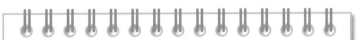

試験直前の学習のポイント

● これまでの総復習を

試験直前は、今まで学習した内容を再確認し、得点力に変える時期です。新しい知識を増やすことも大切ですが、学習がある程度進んでいる人にとっては、さらに細かなことを覚えるよりも、一度学んだ基本的な知識をより確実にしておくほうが、試験での得点アップにつながります。

● 繰り返し学習で知識を定着させる

これまでに学んだことを記憶に定着させることが目標です。苦手な分野はテキストに戻って繰り返し学習することで、知識が自分のものになっていきます。

● 科目ごとにメリハリをつけて学習する

全科目を一通り学習し終わったら、試験に向けて科目ごとにメリハリをつけて学習を進めましょう。苦手科目は、早い時期に集中的に取り組みます。特に「人体の構造と機能及び疾病の成り立ち」や「臨床栄養学」は出題数が多いので、あきらめずに復習を繰り返し、克服しておきましょう。

どうしても覚えにくい事柄は、ノートにまとめてみると、頭の中も整理されて記憶に残りやすくなるわよ

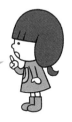

第 **5** 章

食品の
生産と安全性、
給食経営管理に
関する知識

81 食品の表示

■ 食品表示法

- 2015（平成27）年4月施行。JAS法、食品衛生法、健康増進法の食品表示に関する規定を統合
- 加工食品の栄養成分表示は熱量（エネルギー）、たんぱく質、脂質、炭水化物、ナトリウムが義務化、飽和脂肪酸、食物繊維の表示が推奨されている。なお、ナトリウムは食塩相当量で表示される

■ 食品添加物の表示

- 容器・包装されたすべての加工食品に対し、例外を除いて使用されたすべての食品添加物を表示する
- 原則として物質名を表示する。認められている別名でもよい
- 原材料に含まれている添加物で、最終製品では効果を発揮しないものは、表示が免除される。キャリーオーバーという

> 防カビ剤を使用しているバナナやかんきつ類は、包装されていなくても表示が必要です

■ 遺伝子組換え食品

- 遺伝子組換えにより栽培された農産物およびその加工食品について表示を義務づけている
- 遺伝子組換え農産物と非遺伝子組換え農産物を分別できなかった原材料でつくられた場合には「遺伝子組換え不分別」と表示される

⊙関連キーワード <<<<<<<<<<<<<<<<<<<<<<<

- **消費期限**…期限表示の一つ。製造後おおむね5日以内に劣化するものに付けられる
- **賞味期限**…期限表示の一つ。製造後おおむね6日以上日もちするもの。3か月以内では年月日、それ以上では年月日または年月を表示する

すっきりnavi

■アレルギー表示が定められている食品

特定原材料として表示が義務づけられている食品	特定原材料に準ずるものとして表示が推奨されている食品
乳　　卵　　小麦 らっかせい　えび かに　そば　くるみ	【肉類】 牛肉、鶏肉、豚肉 【魚介類】 いか、さけ、いくら、あわび、さば 【果物】 オレンジ、キウイフルーツ、もも、りんご、バナナ 【その他】 大豆、マカダミアナッツ、やまいも、ゼラチン、カシューナッツ、ごま、アーモンド

表示が義務づけられているものは8品目、推奨されているものは20品目あるよ

■遺伝子組換え食品の表示が義務づけられている農産物、加工食品

農産物	大豆、とうもろこし、ばれいしょ、なたね、綿実、アルファルファ、てんさい、パパイヤ、からしなの9種類
加工食品	上記8種類の農産物の加工食品で、組換えDNAまたはそれから発現したたんぱく質が残存する可能性がある33食品群 ＊原材料の重量の5％以上に遺伝子組換え農産物が使用された場合のみ、表示の対象となる

⊙理解度チェック

□1 小麦は、可能な限りアレルギー表示をするよう求められている
□2 製造工程で使用された添加物は、食品に残存していなくても表示義務がある
□3 賞味期限が3か月を超える場合は、年月の表示ができる

解答
1. ✕ 小麦は特定原材料として表示が義務づけられている／2. ✕ 最終食品に残存していないものは表示が免除される／3. ○

82 特別用途食品

■ 特別用途食品の概要

● 特別用途食品は「健康増進法」に基づいて定められている

● 特別用途食品の表示には、消費者庁長官（内閣総理大臣）の許可が必要

● 特別用途食品には、病者用、妊産婦・授乳婦用、乳児用、嚥下困難者用のほかに、保健機能食品のうち特定保健用食品が含まれる

● 病者用食品には、許可基準型と個別評価型がある。許可基準型には、低たんぱく質食品、アレルゲン除去食品、無乳糖食品、総合栄養食品（いわゆる濃厚流動食）がある。個別評価型は特定の疾病に対して食事療法上の効果が認められたものである

特別用途食品制度は厚生労働省が所管する「健康増進法」で定められていますが、食品表示の部分は消費者庁が担当しています

消費者庁長官は内閣総理大臣に委任されているのね

◉関連キーワード <<<<<<<<<<<<<<<<<<<<

● **許可基準型**…それぞれ定められている基準に達している場合許可される

● **個別評価型**…許可基準が定められていないので、食品ごとに審査して合格したものが許可される

すっきり navi

■特別用途食品の種類

特別用途食品

- 病者用食品
  - 許可基準型
  - 個別評価型
- 妊産婦・授乳婦用粉乳（許可基準型）
- 乳児用調製乳（許可基準型）
  - 乳児用調製粉乳
  - 乳児用調製液状乳
- 嚥下困難者用食品（許可基準型）
  - 嚥下困難者用食品
  - とろみ調整用食品
- 特定保健用食品（個別許可型〔疾病リスク低減表示を含む〕、条件付き、規格基準型）

低たんぱく質食品
腎臓疾患などたんぱく質の摂取を制限されている場合に適する食品で、たんぱく質含量が通常の同種の食品の含量の30%以下の食品

アレルゲン除去食品
特定の食品アレルギーの原因物質である特定のアレルゲンを不使用または除去したもの

無乳糖食品
乳糖不耐症またはガラクトース血症に適する食品で、乳糖またはガラクトースを除去したもの

総合栄養食品（いわゆる濃厚流動食）
疾患等により経口摂取が困難な場合に用いられるもの

糖尿病用組合せ食品
腎臓病用組合せ食品

経口補水液

特別用途食品には許可マークがついているよ

消費者庁許可 区分 ○○用

—— 区分欄には病者用、乳児用などを記載する

第5章

⊙理解度チェック >>>>>>>>>>>>>>>>>>>>>>> ☑

- □1 特別用途食品は、「食品衛生法」に基づいて定められている
- □2 特別用途食品は、厚生労働大臣が、表示を許可している
- □3 低たんぱく質食品は、病者用食品の一つである
- □4 無乳糖食品は、乳児用調製乳の一つである

解答
1．× 「健康増進法」に定められている／2．× 消費者庁長官が許可している／
3．○／4．× 病者用食品の一つである

83 保健機能食品

食べ物　公衆

■ 保健機能食品
● 特定保健用食品と栄養機能食品、機能性表示食品がある

■ 特定保健用食品
● 大半は個別許可型で、食品ごとに消費者庁長官の許可を受ける必要があるが、実績が十分にあるものは規格基準型で、個別審査なしに許可される
● 審査にはヒトを使った実証試験の結果を求められる

> 特定保健用食品は錠剤やカプセルの形でも許可されます

■ 栄養機能食品
● 規格基準型なので、基準を満たしていれば消費者庁長官の許可を受ける必要はない
● 脂肪酸 1 種類、ビタミン 13 種類とミネラル 6 種類の上限値と下限値を定めている

■ 機能性表示食品
● 特定の保健の目的が期待できる（健康の維持および増進に役立つ）という食品の機能性を表示できる（生鮮食品を含めすべての食品）
● 届出型で、消費者庁長官に届け出た安全性や機能性に関する一定の科学的根拠に基づき、事業者の責任で表示

◉関連キーワード ‹‹‹‹‹‹‹‹‹‹‹‹‹‹‹‹‹‹‹

● **条件付き特定保健用食品**…一定の有効性が確認される食品に許可されているもので、「根拠は必ずしも確立されていませんが……」と表示する必要がある
● **疾病リスク低減表示**…特定保健用食品のなかで、疾病リスクの低減が医学的、栄養学的に確立されている場合、低減表示が認められるもので、2023 年 5 月末現在、カルシウム（骨粗鬆症）、葉酸（神経管閉鎖障害）がある

すっきりnavi

■特定保健用食品の主な保健の用途と食品中の関与成分

主な用途	食品中の主な関与成分
おなかの調子を整える	オリゴ糖、ラクチュロース、ビフィズス菌、各種乳酸菌、食物繊維など
コレステロールが高めの人	大豆たんぱく質、キトサンなど
血圧が高めの人	ラクトトリペプチド、GABA（γ-アミノ酪酸）など
ミネラルの吸収を助ける	クエン酸リンゴ酸カルシウム、カゼインホスホペプチドなど
歯の健康維持に役立つ	キシリトール、パラチノースなど
血糖値が気になる人	難消化性デキストリン、小麦アルブミン、グアバ葉ポリフェノールなど
体に脂肪がつきにくい	ジアシルグリセロール、グロビンたんぱく分解物など
骨の健康維持に役立つ	大豆イソフラボン、MBP（乳塩基性たんぱく質）、ビタミンK_2など
コレステロールが高めの人＋体に脂肪がつきにくい＋おなかの調子を整える	低分子化アルギン酸ナトリウム、サイリウム種皮の食物繊維など

マークがついているから特定保健用食品だとすぐにわかるよ

◉理解度チェック >>>>>>>>>>>>>>>>>>>>> ☑

- □1 カルシウムを関与成分とする特定保健用食品は、「歳をとってからの骨粗鬆症になるリスクを低減するかもしれません」と表示される
- □2 GABA（γ-アミノ酪酸）には、血圧の上昇を抑える作用がある
- □3 栄養機能食品としての表示には、国の許可が必要である
- □4 機能性表示食品は、機能性及び安全性について国による評価を受けたものではない

解答
1. ○／2. ○／3. ✕ 国の許可は必要ない／4. ○

84 （給食）

特定給食施設

■ 特定給食施設の位置づけ

● 特定給食施設とは、特定かつ多数の者に対して継続的に食事を供給する施設のうち栄養管理を必要とするものとして厚生労働省令に規定する給食施設（継続的に1回100食以上または1日250食以上の食事を供給する施設）である（「健康増進法」および同施行規則）

● 管理栄養士を置かなければならない（必置義務）施設

> ① 医学的な管理を必要とする者に食事を供給する特定給食施設であって、継続的に1回300食以上、または1日750食以上の食事を供給する施設
> ② ①の特定給食施設以外の管理栄養士による特別な栄養管理を必要とする特定給食施設であって、継続的に1回500食以上、または1日1,500食以上の給食を供給する施設

● 特定給食施設の届け出事項は厚生労働省が定める。特定給食施設の設置者は、事業の開始の日から1か月以内に都道府県知事に以下の事項を届け出る。変更が生じた場合も1か月以内に届け出る

> ① 給食施設の名称、所在地
> ② 施設設置者の氏名および住所
> ③ 給食施設の種類
> ④ 給食の開始日または開始予定日
> ⑤ 1日の予定給食数および各食ごとの予定給食数
> ⑥ 管理栄養士および栄養士の員数

> 医学的な管理が必要な特定給食施設とは、病院、介護老人保健施設をいいます

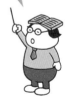

⦿関連キーワード ‹‹‹‹‹‹‹‹‹‹‹‹‹‹‹‹‹‹‹‹‹‹‹ 🗝

● 指導および助言…都道府県知事は、特定給食施設の設置者に対して栄養管理の実施に必要な指導および助言を行うことができる

すっきりnavi

■主な栄養士配置規定

施設の種類	配置規定法令	栄養士配置規定
病院	「医療法施行規則」	病床数100床以上では栄養士必置
特別養護老人ホーム	「特別養護老人ホームの設備及び運営に関する基準」	栄養士必置（入所定員40人未満の施設で、他の社会福祉施設等の栄養士との連携により運営に支障がない場合を除く）
養護老人ホーム	「養護老人ホームの設備及び運営に関する基準」	栄養士必置（入所定員50人未満の施設で、栄養士のいる特別養護老人ホームに併設する場合を除く）
乳児院	「児童福祉施設の設備及び運営に関する基準」	入所定員10人以上では栄養士必置
児童養護施設		41人以上を入所させる施設では栄養士必置
児童自立支援施設		
福祉型障害児入所施設		
福祉型児童発達支援センター		
医療型障害児入所施設		病床数100床以上では栄養士必置
医療型児童発達支援センター		
児童心理治療施設		栄養士必置
事業附属寄宿舎	「事業附属寄宿舎規程」	1回300食以上の給食では栄養士必置

⊙理解度チェック >>>>>>>>>>>>>>>>>>> ☑

□1 特定給食施設とは、継続的に1回300食以上または1日750食以上の食事を供給する施設である

□2 厚生労働省令で定め、都道府県知事が指定する特定給食施設には、管理栄養士を置かなければならない

□3 特定給食施設を設置した者は、厚生労働大臣に事業の開始を届けなければならない

解答..

1．× 継続的に1回100食以上または1日250食以上の食事を供給する施設／
2．○／3．× 都道府県知事に届け出る

85 給食のシステム

■ 大量調理のシステム

- コンベンショナルシステムとは、従来の給食システムであり、食材料の購入、検収、調理までの生産と提供（サービス）が連続して同一施設内で行われる方式。調理方式は、供食時間を目標として調理、盛り付けを行うクックサーブであり、調理日に提供が行われる

- レディフードシステムとは仕上げられた料理を冷蔵、冷凍などの方法で保存しておき、喫食時間に合わせて再加熱を行う方法。在庫量に応じて生産量が調整できる

- セントラルキッチンシステム（カミサリーシステム）とはセントラルキッチンで調理し、遠隔地に配送するオペレーションシステム。調理方式は、クックチル、クックフリーズ、真空調理システムが望ましい

■大量調理の給食システム

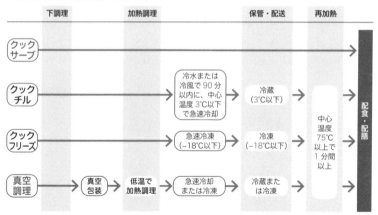

⦿関連キーワード <<<<<<<<<<<<<<<<<<<<< ⌐o

- **サテライトキッチン**…セントラルキッチンで生産した料理を、再加熱して最終的な準備と提供を行う複数の離れた場所のこと

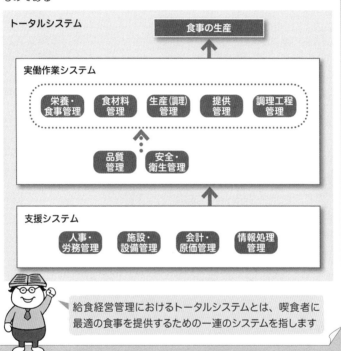

すっきりnavi

■トータルシステムとサブシステム

トータルシステムとは、全体を構成する各部門のサブシステム（実働作業システム、支援システム）から構成されており、全体を網羅し機能させるものである

トータルシステム

食事の生産

実働作業システム

- 栄養・食事管理
- 食材料管理
- 生産（調理）管理
- 提供管理
- 調理工程管理

- 品質管理
- 安全・衛生管理

支援システム

- 人事・労務管理
- 施設・設備管理
- 会計・原価管理
- 情報処理管理

給食経営管理におけるトータルシステムとは、喫食者に最適の食事を提供するための一連のシステムを指します

⊙理解度チェック >>>>>>>>>>>>>>>>>>>> ☑

- □1 クックサーブシステムでは、生産と異なる日に提供する
- □2 学校給食の共同調理場方式は、セントラルキッチンシステムである
- □3 栄養・食事管理システムは、給食トータルシステムを構築するサブシステムのうち、支援システムに分類される

解答
1. × 生産と提供は同日／2. ○／3. × 実働作業システムに分類される

86 (給食) 給食経営管理の概要

■ 給食の資源

● 給食の5大経営資源（人、物、資金、設備、技術・ブランド）は以下の通り

- ・人的資源：従業員（管理栄養士、栄養士、調理師、調理従事者）
- ・物的資源：工場、原材料（食材料）、マーケティング情報（喫食者・食材料情報）
- ・資金的資源：機械・原材料購入費、設備費、食材料費、給料（人件費）
- ・設備資源：機械設備（調理室、調理機器）
- ・技術・ブランド資源：ノウハウ、従業員の志向性・意識、企業のブランド（調理・サービスや衛生管理の技術）

■ 委託の契約方式

● 食単価契約…1食単位、1日単位で食事単価のみを契約する方式。食単価には、食材料費、人件費、諸経費などのすべてが含まれる
● 管理費契約…委託側が食材料費以外の費用を受託側に支払い、食材料費を喫食者が支払う方式。受託側の負担は減少する

■ 各給食施設における委託

	委託側の施設が実施しなければならない業務
保育所	・検食の実施 ・栄養基準および献立作成基準の作成
学校	・献立の作成 ・食材料費の管理
事業所	・利用者の栄養管理
病院	・栄養管理（献立作成基準の作成、献立表の確認など） ・調理管理（作業仕様書の確認、作業実施状況の確認など） ・材料管理（食材料の点検、食材料の使用状況の確認） ・施設等管理（調理加工施設、主要な設備の設置・改修など） ・業務管理（業務分担・従事者配置表の確認） ・衛生管理（衛生面の順守事項の作成、衛生管理簿の点検・確認など） ・労働衛生管理（健康診断実施状況等の確認）
介護老人保健施設	・栄養状態の把握

すっきりnavi

■PDCA サイクル

経営活動の実践と業務遂行のためには、目標を達成するための計画（Plan）を立て、計画に沿って実施（Do）し、その結果を測定・評価（Check）し、さらにそれを改善（Act）することが必要である

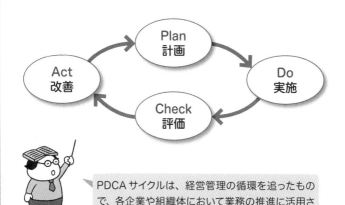

PDCA サイクルは、経営管理の循環を追ったもので、各企業や組織体において業務の推進に活用されています。給食施設では、給食の目的を達成するために経営管理手法の導入が必要とされます

◉関連キーワード <<<<<<<<<<<<<<<<<<<<

● 献立作成基準…提供する食事の栄養の量・質を確保し、対象者の給与栄養目標量が確保できるような献立作成にあたっての基準

◉理解度チェック >>>>>>>>>>>>>>>>>>>>

□1 食材料費は物的資源である
□2 病院給食において、献立作成基準の作成は委託できる
□3 小学校は献立作成業務の委託が認められない

解答 ……………………………………………………………………
1．× 資金的資源である／2．× 委託できない／3．○

87 (給食) 給食とマーケティング

■ マーケティングの原理

● マーケティングとは、顧客のニーズ（必要性）とウォンツ（欲求）に焦点を置き、顧客の満足を満たし、売り上げと利益を上げるための商品やサービスの開発、価格・料金設定、販売促進、広告、流通、営業、情報、物流などの活動を駆使し、売れるしくみを組み立てること

● マーケティングリサーチ…顧客や市場のニーズを把握するための分析の手法で、戦略全体が対象。市場調査や競合相手の調査なども含まれる。給食では喫食者アンケート、他の給食施設や飲食店の調査など

● マーケットリサーチ…商品開発の手段として行う市場調査で、対象は消費者

● エリアマーケティング戦略…日本で生まれた戦略で、地域市場に個別に対応するマーケティング

割引クーポン券の発行やイベントメニューの導入、イントラネットでの献立表の配信は、マーケティングの戦略では販売促進にあたるよ！

◉関連キーワード ＜＜＜＜＜＜＜＜＜＜＜＜＜＜＜＜＜＜

● セグメンテーション…市場を顧客のニーズによって細分化し、それぞれに応じた市場対策をとること。例えば社員食堂における喫食率を上げるためのマーケティングでは、社員を食堂利用者、外食者、弁当持参者、弁当購入者などに分類するなど

● ポジショニング…市場において他社よりも優位に立てる位置（ポジション）の獲得。自社製品の差別化

● ロジスティックス…企業において原材料の調達から生産・販売に至るまでの物流を効率的に管理するシステム

すっきりnavi

■マーケティング戦略の4P

マーケティングを成功させるために重要な4つの戦略（4P）を給食に活用すると、以下のようになる

Product
（商品戦略）

どんな商品（品質）やサービスを提供するかという戦略
例：献立や料理の質、分量、盛り付けなど

Price
（価格戦略）

いくらでつくり、いくらで売るか、定価や値引き、利益率に関する戦略
例：値付け、割引き、値引きなど

Place
（流通戦略）

どこでつくり、どのような経路（場所）で売るか、顧客との接点に関する戦略
例：フードコートや複合出店など新しい業態の開発も行われている

Promotion
（プロモーション戦略）

どのようにして顧客に知ってもらうか、販売促進や広告・宣伝に関する戦略
例：ディスプレイやサンプルの工夫、広報活動など

競合会社の調査などのリサーチは、マーケティング戦略の4Pには当てはまらないのよ

⊙理解度チェック >>>>>>>>>>>>>>>>>> ☑

- □1 社員食堂の利用率向上のため、マーケティング理論を活用して割引クーポン券の発行を行う
- □2 メニューの商品化計画はプロモーション戦略の取り組みである
- □3 事業所給食における提供コーナーの変更は、マーケティング戦略のPlaceに当てはまる

解答……
1.○／2.× 商品戦略である／3.○

88 (給食) 施設と設備

■ 施設・設備の概要

● 作業動線は作業を行うための人の流れを線で示したもので、レイアウトの基本。食材料の納品・検収から配膳・片づけまでの調理従事者の動線、食材料の動線、喫食者の動線に配慮する。動線は交差や逆戻りがなく、短いほうがよいとされる

■ 施設・設備の構造

● 施設の出入り口・窓は極力閉めておく。外部に開放される部分には網戸、エアカーテン、自動ドア等を設置する
● 手洗い設備は、各作業区域の入り口手前に設置
● 更衣室、休憩所、便所は、調理場等から 3 m 以上離れていることが望ましい
● 食材料の搬入口と厨芥の搬出口は、別に設置する
● 床の勾配は少ないほうが作業の疲労度が低く、機器の設置にも便利。清掃時の水はけに配慮して 100 分の 2 程度が適当とされている
● 排水溝の末端部には、厨芥や油脂を除去し、害虫・ネズミの侵入を防ぐためのグリストラップを設置する
● 調理室の換気のために、加熱機器の上にはフードを設置し、フードには油脂を除去するためのグリスフィルターを設置する

> 作業動線を短くしたり隔壁などで調理作業区域の区画を行うことは、原材料による二次汚染を防ぐという意味もあるのよ

◉関連キーワード ＜＜＜＜＜＜＜＜＜＜＜＜＜＜＜＜＜

● **ドライシステム**…床をぬらさないように作業を行うシステムで、調理室の湿度・温度管理がしやすいのが特徴。床を乾燥した状態に維持しているので、衛生上、作業上ともに優れている

すっきりnavi

■生産工程と作業区域

二次汚染のないように、食品の各調理過程ごとに、汚染作業区域と非汚染作業区域を明確に区分する。非汚染作業区域は、さらに準清潔作業区域と清潔作業区域に区分される

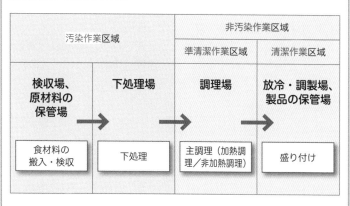

汚染作業区域		非汚染作業区域	
		準清潔作業区域	清潔作業区域
検収場、原材料の保管場	**下処理場**	**調理場**	**放冷・調製場、製品の保管場**
食材料の搬入・検収	下処理	主調理（加熱調理／非加熱調理）	盛り付け

各区域を固定し、それぞれを壁で区画する、床面を色別する、境界にテープをはる等により明確に区画することが望ましいとされます

⊙理解度チェック ＞＞＞＞＞＞＞＞＞＞＞＞＞＞＞＞＞＞＞ ☑

☐ **1** 二次汚染を防止するために、隔壁などで調理作業区域の区分を行う

☐ **2** 検収は準清潔作業区域で行う

☐ **3** 給食施設における調理作業の安全・衛生のため、床面に100分の8の勾配をつけるとよい

☐ **4** 野菜の下処理は清潔作業区域で行う

☐ **5** 給食施設のドライシステム化により調理従事者の疲労度が軽くなる

解答…………………………………………………………………………

1 . ○／ 2 . × 汚染作業区域で行う／ 3 . × 100分の2程度が適当とされている／
4 . × 汚染作業区域で行う／ 5 . ○

89 （給食）食材料

■ 発注

- 純食材料費（期間中の食材料費）
  ＝期首在庫金額＋期間支払い金額－期末在庫金額
- 貯蔵食品は、在庫下限値（量）に至る前に発注する
- 発注量＝１人当たりの純使用量÷可食部率（％）× 100 ×食数
  または１人当たりの純使用量×発注係数（倉出し係数）×食数
  可食部率（％）＝ 100 －廃棄率（％）

■ 納入業者の選定条件

- ・経営内容、販売実績がよく、社会的信用度が高い
- ・衛生管理（店舗、従業員、食品の取り扱いなど）が行き届いている
- ・予定食材料（種類、品質、規格、量、安全性）が適時に納入できる
- ・品質がよく適正価格で取り扱っている
- ・立地条件（搬入経路、交通事情）がよく、配送能力が整っている
  など

原材料の納入に際しては食品鑑別の専門性を
もった栄養士や管理栄養士、調理従事者等が
必ず立ち合い、検収場で品質、鮮度、品温、
異物の混入等につき、点検を行います

■ 保管・在庫

- 保存性の高い食品は定期的に購入し在庫管理を行う。在庫食品は、
  棚卸し（在庫調査）を行い、受払簿と在庫量の照合をする
- 納品された食品は棚の奥に整理して置き、手前のものから使用する

◉関連キーワード ‹‹‹‹‹‹‹‹‹‹‹‹‹‹‹‹‹‹‹‹

- 倉出し係数…廃棄のある食品の発注量を決定するため、廃棄率から求
  めた食品ごとの係数。純使用量×倉出し係数×食数＝発注量となる
- 在庫下限値（量）…それ以下になると業務に支障をきたす在庫の量

すっきりnavi

■食材料管理の流れ

食材料管理の主な業務と流れは下図のようになっている

購入先の選定および購入方法の合理化

↓

食品の選定と購入量の適正化

↓

正確・迅速な発注・納品・検収業務の管理

↓

適切な食材料の保管・出納および調理業務との連携

↓

食材料費の適正な予算と原価管理

■食材料の契約方式

指名競争入札方式	あらかじめ指定した複数の業者に当該食材料の仕様を示し、公開入札により、条件のよい業者に決定する。価格が安定しており、大量に扱う品目を対象食材料として適用することが多くある
相見積もりによる単価契約方式	複数の業者から見積もりを求め、納品状況や価格などの条件を比較検討して購入業者を決定する。食材料の単価で契約し、計画に基づき購入する方式。価格が安定しており、持続的に使用する食材料が対象
随時（随意）契約方式	購入先を限定せず、必要に応じて契約業者を決定する方式。納入業者が卸売価格を基準にした販売価格で納入する。複数の業者から交互に購入し、価格や品質の競争をさせる方法がある。価格変動の大きいもの、使用頻度の少ないもので採用されることが多く、常に価格動向を調査して適正な価格であることを確認する必要がある

⦿理解度チェック >>>>>>>>>>>>>>>>>>>>> ☑

□1 食材料管理とは、検収から出庫までに行う業務のことである

□2 価格変動が大きい生野菜は随意契約方式での購入が適する食品である

□3 検収は、担当者1人を決め単独で行う

解答

1 ✕ 食材料の購入計画、発注、検品・検収、在庫管理、食材料費の算出と評価までの業務のこと／2. ○／3. ✕ 担当者複数人を決め交代で行う

90

食べ物

加熱調理の基本

■ 加熱操作

● 加熱操作は、湿式加熱と乾式加熱に分けられる
● 湿式加熱には、「ゆでる、煮る、蒸す、炊く」がある
● 乾式加熱には、「焼く、炒める、揚げる」がある

■ 熱の伝わり方

● 熱の伝わり方には、伝導、対流、放射（輻射_{ふくしゃ}）がある

■ 加熱器具

● 電子レンジで利用するマイクロ波は、金属には反射し、水に吸収されるという性質がある。水分を含んだ食品自体が発熱する
● 電磁調理器は、鍋自体が発熱するしくみで、燃焼を伴わないので安全性が高く熱効率も優れている

> 塩分はマイクロ波を通りにくくするので、塩分を含む食品は表面が高温になりやすいよ

◉関連キーワード <<<<<<<<<<<<<<<<<<<

● 誘電加熱…マイクロ波加熱ともいい、電子レンジでは2450MHzのマイクロ波を照射すると、誘電率の高い水分子が激しく運動することで熱が発生する
● 誘導加熱…電磁誘導の原理を利用して発熱させるもので、電磁調理器に利用されている

◉理解度チェック >>>>>>>>>>>>>>>>>>>> ☑

☐1 伝導熱は、焼く、炒める、煎る調理で利用されている
☐2 電子レンジ加熱では、含水率が少ないものほど内部温度上昇が速い
☐3 電磁調理器による加熱では、食品内部から熱が発生する

解答
1.○／2.○／3.× 食品内部から熱が発生するのは電子レンジである

すっきりnavi

■熱の伝わり方

加熱調理の熱の伝わり方には伝導、対流、放射がある

熱の伝わり方		調理法
伝導 (鍋からの伝導熱で)		焼く 炒める 煎る
対流 (油、煮汁、ゆで汁、 水蒸気の対流熱で)		揚げる 煮る ゆでる 蒸す
放射 (電熱線からの放射熱で)		焼く (トースター)

■電子レンジ

食品にマイクロ波を照射
することで食品に含まれ
る水分子がマイクロ波の
エネルギーを吸収し、激
しく振動して摩擦熱が起
こり、食品が発熱する

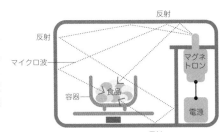

反射
反射
マイクロ波
容器
食品
マグネトロン
電源
反射

■電磁調理器

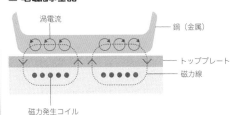

渦電流
鍋(金属)
トッププレート
磁力線
磁力発生コイル

コイルに電流を流し
て磁力線を発生さ
せ、磁力線が鍋底を
通るときに渦電流が
起こって鍋自体が発
熱する

電磁調理器には、非磁性のアルミニウ
ム、耐熱ガラス、土鍋は使えないのよ

91 調理の基礎

食べ物

■ 米の調理

● うるち米の炊飯では、米の重量の 1.3 ～ 1.5 倍量の加水を行い、元の米の 2.1 ～ 2.4 倍重量に炊き上げるのが標準とされる

● もち米の吸水量はうるち米よりも多い。もち米のでんぷんはアミロペクチン 100％なので、水を吸収しやすい

■ 魚の調理

● 魚に含まれる脂質は、産卵後よりも産卵前のほうが多く、一般に白身魚より赤身魚のほうが多く、天然よりも養殖物のほうが多い

● 赤身魚は白身魚よりも筋形質たんぱく質が多く、生ではやわらかく、加熱するとまとまりやすい。白身魚はやや煮崩れしやすい

■ 肉の調理

● 肉類の冷凍変性を防ぐには、急速凍結（－ 20℃以下）を行う

● 肉は食塩の添加によって、部分消化され、やわらかさが増し結着性が高まる

■ 卵の調理

● 塩類・金属類（食塩、カルシウム、鉄）の添加により凝固力が増す。砂糖を加えると熱凝固は遅くなり、凝固物はやわらかくなる

卵白の泡立ち性にはオボアルブミン、泡の安定性にはオボムチンというたんぱく質が関わっています

⦿関連キーワード <<<<<<<<<<<<<<<<<<<<<<

● K 値…魚の鮮度を示す指標。肉類にも適用される

すっきりnavi

■卵白と卵黄の比較

成分		卵白	卵黄
成分	たんぱく質	オボアルブミン…54% オボトランスフェリン…12% オボムコイド…11% オボムチン…3.5%	大部分がリポたんぱく質
	脂質	ごく微量	トリグリセリド …62～63% リン脂質…約33% コレステロール…4%
凝固性		72～85℃で凝固する	65～70℃で凝固する
起泡性		オボアルブミンなどの起泡性 によって、泡がたちやすい	──
乳化性		低い	高い

■砂糖・食塩の味付け以外の作用

砂糖	保水作用：でんぷんの老化防止、水分が吸収しやすくなる
	防腐・抗酸化作用：水分活性を低下させ、微生物の繁殖を抑制
	たんぱく質変性抑制効果：たんぱく質の凝固をやわらげる
	物性への作用：ゼリーのゲル強度の増加
	着色・着香作用：メイラード反応を促進、焼き色や香りをつける
食塩	たんぱく質変性：肉、魚、卵などの熱凝固の促進、弾力性・粘性の増加、 食塩と酢で魚をしめる

砂糖と塩の働きにはびっくり！

◉理解度チェック >>>>>>>>>>>>>>>>>>> ☑

- □1 もち米は、うるち米より浸漬中の吸水量が少ない
- □2 魚類の脂質含量は、産卵後よりも産卵前のほうが高い
- □3 ひき肉の結着性を増加させるために、食塩を加える

解答
1．× もち米のほうが多い／2．○／3．○

92 日本食品標準成分表

■「日本食品標準成分表（八訂）増補2023年」(以下食品成分表)の概要

● 18の食品群に分けて可食部100g当たりの成分値を、以下の項目について記載している

■食品成分表の収載成分項目等

18群の「調理済み流通食品類」は、食品数が増えてさらに役立ちます

廃棄率		
エネルギー		
水分		
たんぱく質	アミノ酸組成によるたんぱく質	
脂質	脂肪酸のトリアシルグリセロール当量	
	コレステロール	
炭水化物	利用可能炭水化物（単糖当量）	
	食物繊維総量	
	糖アルコール	
無機質	ナトリウム、カリウム、カルシウム、マグネシウム、リン、鉄、亜鉛、銅、マンガン、ヨウ素、セレン、クロム、モリブデン	
ビタミン	ビタミンA、D、E、K、B_1、B_2、ナイアシン、B_6、B_{12}、葉酸、パントテン酸、ビオチン、ビタミンC	
食塩相当量		

● エネルギーは、可食部100g当たりのたんぱく質、脂質、炭水化物などに各成分ごとのエネルギー換算係数を乗じて算出する（右ページ参照）

● エネルギー計算に用いる炭水化物は、差引き法にはよらず、「利用可能炭水化物(単糖当量)」と食物繊維と糖アルコールに変更された

● 成分値に、0と記載されているものは最小記載量の1/10未満、または検出されなかったもの。Trは微量を表し、最小記載量の1/10以上5/10未満含まれているものをいう

◎関連キーワード <<<<<<<<<<<<<<<<<<<<<

● キロジュール（kJ）…エネルギーの単位表示で、食品成分表ではkcalとkJを併記している。1kcal＝4.184kJ

● 食塩相当量…ナトリウム量に2.54をかけて算出している

すっきりnavi

■（八訂）増補 2023 年におけるエネルギー計算

たんぱく質は「アミノ酸組成によるたんぱく質」、脂質は「脂肪酸のトリアシルグリセロール当量」が用いられる

脂肪酸は、各脂肪酸の総量をトリアシルグリセロールに換算した量の総和が用いられ、1g 当たり 9kcal。たんぱく質は 1g 当たり 4kcal

炭水化物はエネルギーとして利用性の高い「利用可能炭水化物」と利用性の低いものに分けて用いられる

「利用可能炭水化物」のでんぷん、単糖、二糖類は単糖当量（g）当たり 3.75kcal となる。利用性の低い食物繊維（g）は 2kcal、糖アルコール（g）は 2.4kcal である

FAO/INFOOD 推奨のエネルギー換算係数を組成に合わせて適用する

計算式は以下のとおり
エネルギー（kcal）＝アミノ酸組成によるたんぱく質（g）× 4 ＋脂肪酸のトリアシルグリセロール当量（g）× 9 ＋利用可能炭水化物（単糖当量）（g）× 3.75 ＋糖アルコール（g）× 2.4 ＋食物繊維総量（g）× 2 ＋有機酸（g）× 3 ＋アルコール（g）× 7

エネルギー計算が精密になって、食品のエネルギー量がすべて変わったよ！

⦿理解度チェック 〉〉〉〉〉〉〉〉〉〉〉〉〉〉〉〉〉〉〉〉 ☑

☐1 収載成分項目における炭水化物は、糖質と食物繊維に分けられている
☐2 食物繊維のエネルギー換算係数は 2kcal/g である
☐3 食品のエネルギー量の計算には、糖アルコールが含まれている
☐4 アルコールのエネルギー換算係数として、3.5kcal/g を適用している

解答
1．× 糖質と食物繊維と糖アルコールに分けられている／2．○／3．○／4．×
アルコールは 7kcal/g を適用している

大量調理施設衛生管理マニュアル

■ 大量調理施設衛生管理マニュアルの概要

- HACCP の概念に基づき調理過程における衛生的重要管理事項を示したもの。同一メニューを 1 回 300 食以上または 1 日 750 食以上を供給する施設に適用される

■ 2 次汚染の防止

- 調理台…洗浄後、70％アルコールを噴霧
- まな板・包丁など…80℃で 5 分間以上煮沸
- ふきん・タオルなど…100℃で 5 分間以上煮沸
- フードカッターなどの調理機械…最低 1 日 1 回以上分解、洗浄、殺菌
- 貯水槽を設置している場合や井戸水を使用している場合は、遊離残留塩素が 0.1mg/L 以上であることを始業前および調理作業終了後に毎日検査し、記録する
- 貯水槽の清潔を保持するため専門の業者に委託して、年 1 回以上清掃し、清掃した証明書を 1 年間保管する

ネズミ・昆虫などは、発生状況を1か月に1回以上巡回点検し、さらに半年に1回以上駆除を行い、その実施記録を1年間保管することとなっているわ

◉関連キーワード <<<<<<<<<<<<<<<<<<<<<<

- HACCP の 7 原則…HACCP は、食品の安全衛生に関する危害の発生を未然に防止することを目的とした食品衛生管理システムで、①危害分析、②重要管理点の決定、③管理基準の設定、④モニタリング方法の設定、⑤改善措置の設定、⑥検証方法の設定、⑦記録と保存手順の設定の 7 原則が示されている

すっきりnavi

■大量調理施設衛生管理マニュアルにおける
加熱調理食品と原材料および調理済み食品の温度管理

加熱調理食品	加熱調理食品は、中心部まで十分加熱し、食中毒菌等（ウイルスを含む）を死滅させる。揚げ物、焼き物、蒸し物、煮物および炒め物は、調理の途中で中心部温度計により食品の中心温度を3点以上測定し（煮物の場合は1点以上）、すべての点において75℃以上に達してからそれぞれの中心温度を記録し、1分間以上（二枚貝等ノロウイルス汚染のおそれのある食品は85〜90℃で90秒間以上）加熱。最終的な加熱処理時間を記録
調理後の食品	調理後の食品を保管する場合には、10℃以下または65℃以上で保管
食品の保存温度	穀類加工品・砂糖・液状油脂は室温、肉類は10℃以下、生鮮野菜・果実は10℃前後、生鮮魚介類は5℃以下、冷凍製品は−15℃以下で保存
加熱調理後食品の冷却	加熱調理後の食品を冷却する場合には、食中毒菌の発育至適温度帯（約20〜50℃）の時間を可能な限り短くするために、30分以内に中心温度を20℃付近（または60分以内に中心温度を10℃付近）まで下げるよう工夫する
調理後食品の提供	調理終了後30分以内に提供できるものについては、調理終了時刻を記録。調理後の食品は適切な温度管理を行っても、調理終了後から2時間以内に喫食することが望ましい

(平成29年6月改正版)

器具・容器等の洗浄・殺菌は、食品が
調理場から搬出された後に始めます

⊙理解度チェック >>>>>>>>>>>>>>>>>>>>> ☑

□1 「大量調理施設衛生管理マニュアル」における器具等の洗浄・殺菌マニュアルに従って、へらを80℃で7分間殺菌した

□2 貯水槽設置施設では、使用水の遊離残留塩素を0.01mg/L以上とする

□3 貯水槽の専門業者による清掃は、2年に1回行う

解答

1. ○／2. ✕ 遊離残留塩素は0.1mg/L以上とする／3. ✕ 1年に1回以上行う

94 食中毒

食べ物 給食

■ 細菌性食中毒、ウイルス性食中毒

- 細菌による食中毒を細菌性食中毒、ウイルスによる食中毒をウイルス性食中毒という
- 細菌性食中毒の原因となる主な細菌には、カンピロバクター、サルモネラ属菌、腸炎ビブリオ、黄色ブドウ球菌、ボツリヌス菌、病原性大腸菌など、ウイルス性食中毒では、ノロウイルスなどがあげられる

■ 自然毒食中毒

- 自然毒のなかの植物性食中毒としては、毒きのこ、じゃがいもの芽などが知られる
- 自然毒の動物性食中毒としては、ふぐ、シガテラ、ドクカマス、貝類などによるものが代表的である

■ 主な自然毒

植物名・動物名	有毒成分
毒きのこ（てんぐだけ）	ムスカリン
じゃがいも（芽）	ソラニン
青梅、ぎんなん、アーモンド	青酸配糖体（アミグダリン）
ふぐ	テトロドトキシン
シガテラ、ドクカマス	シガトキシン、マイトトキシン
貝類	サキシトキシン

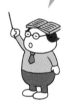

ふぐ毒のテトロドトキシンは加熱しても無毒化されません

酸素がないと増殖できない菌を、好気性菌というのね

◉関連キーワード

- ベロ毒素…腸管出血性大腸菌（O-157）が腸管内で産生する致死性の毒素
- 通性嫌気性菌…酸素があってもなくても増殖できる菌（右表中の＊）
- 偏性嫌気性菌…酸素があると増殖できない菌（ボツリヌス菌など）

すっきりnavi

■食中毒を起こす主な細菌・ウイルス

（表中の＊は通性嫌気性菌）

細菌・ウイルス名	原因食品・潜伏期間	毒性・特徴	予防
カンピロバクター らせん菌	食肉（鶏肉とその加工品）1〜7日	微好気性菌、加熱、乾燥に弱く、pH5以下で死滅	75℃、1分以上の加熱
サルモネラ属菌＊ 桿菌	鶏卵、鶏肉、豚肉 6〜72時間	急性胃腸炎の症状。乳幼児では重症になることもある	75℃以上、1分以上の加熱や消毒処理
腸炎ビブリオ＊ 桿菌	魚介類 8〜24時間	3%前後の海水で最も増殖が盛ん	60℃、10分以上の加熱
黄色ブドウ球菌＊ 球菌	おにぎり、寿司などの穀類、調理済み食品 1〜3時間	腸管毒エンテロトキシンを産生。エンテロトキシンは100℃、30分の加熱でも不活性化されない	ブドウ球菌自体は75℃、1分以上の加熱で死滅する
ボツリヌス菌 球菌	魚類の加工品。いずしなど 8〜36時間（まれに10日間）	致死率は高い。乳児ボツリヌス症はボツリヌス菌の芽胞が原因	毒素は80℃、20分（100℃、数分）の加熱 芽胞は120℃、4分以上の加熱
病原性大腸菌＊ 桿菌	各種食品 腸管出血性大腸菌は1〜10日	腸管出血性大腸菌は致死性のベロ毒素を産生する	腸管出血性大腸菌は75℃、1分以上の加熱
ノロウイルス	生カキに注意 24〜48時間	わずか10〜100個で発症。ヒトの腸内で増殖	食品の中心部まで85〜90℃で90秒間以上の加熱

※内閣府・食品安全委員会などの資料をもとに作成

第5章

◉理解度チェック ＞＞＞＞＞＞＞＞＞＞＞＞＞ ☑

☐1 カンピロバクターは畜肉類に比べて、魚介類による発症例が多い
☐2 ぎんなんには、有毒成分のソラニンが含まれる
☐3 ボツリヌス菌の芽胞は、100℃、10分の加熱で失活する

解答⋯⋯⋯⋯⋯⋯⋯⋯⋯⋯⋯⋯⋯⋯⋯⋯⋯⋯⋯⋯⋯⋯⋯⋯⋯⋯⋯⋯

1.✕ 原因食品としては畜肉類が多い／**2**.✕ ソラニンはじゃがいもの芽に含まれる。ぎんなんの有毒成分は青酸配糖体／**3**.✕ 100℃、10分で失活するのは毒素。芽胞は120℃、4分の加熱が必要

95 食品の変質

■ 脂質の酸化

- 脂質の酸化は主に不飽和脂肪酸の二重結合に酸素が付加することで進行する
- 脂肪酸ラジカルの生成、移動に続いてヒドロペルオキシドが生成され、さらに変敗臭の原因となるアルデヒド化合物が生じる

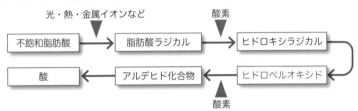

■ たんぱく質の変性

- たんぱく質は、熱や pH の変化、攪拌などの物理的変化によって立体構造が変化し、性質が変わる

■ メイラード反応

- メイラード反応は、アミノ - カルボニル反応ともいい、アミノ化合物とカルボニル化合物との間で起こる反応

> みそやしょうゆ、トーストしたパンなどが褐色に仕上がるのは、メイラード反応によるのね

◉関連キーワード <<<<<<<<<<<<<<<<<<<<

- **メラノイジン**…メイラード反応の最終生成物で褐色を示し、食物の褐変に関わる。抗酸化作用がある
- **酵素的褐変**…ポリフェノールを酸化する酵素ポリフェノールオキシダーゼにより食物が褐変することをいう。メイラード反応は非酵素的褐変である

すっきりnavi

■たんぱく質の変性

木綿豆腐	金属塩によって大豆たんぱく質が変性する（塩による変性）
ヨーグルト	乳酸菌が生産する酸によってカゼインが変性する（酸による変性）
メレンゲ	卵白を泡立てることによってオボアルブミンなどのたんぱく質が変性し、泡が安定する（物理的変性）
かまぼこ	魚のミオシンが熱によって変性する（加熱変性）
チーズ	キモシン（レンニン）によってカゼインが部分分解されて変性する（酵素分解による変性）

■水分活性と微生物の増殖

水分活性とは、食品中の水分の自由水の割合を示すもの。食品中の微生物が利用できるのは自由水なので、自由水の割合を低くする（水分活性を低くする）ことで、微生物の繁殖を抑えることができる

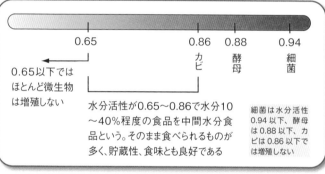

0.65　　　　　　　　0.86　0.88　　0.94
　　　　　　　　　　　カ　　酵　　　細
　　　　　　　　　　　ビ　　母　　　菌

0.65以下ではほとんど微生物は増殖しない

水分活性が0.65〜0.86で水分10〜40％程度の食品を中間水分食品という。そのまま食べられるものが多く、貯蔵性、食味とも良好である

細菌は水分活性0.94以下、酵母は0.88以下、カビは0.86以下では増殖しない

漬物やジャムなど、食塩や砂糖は自由水の割合を低下させるので、保存性が増すんだ

⊙理解度チェック 〉〉〉〉〉〉〉〉〉〉〉〉〉〉〉〉〉 ☑

☐1 脂質の酸化ではヒドロペルオキシドの分解によって、アルデヒドやケトンが生じる
☐2 ヨーグルトは酸変性を利用した食品である
☐3 水分活性は、食品中の結合水量を示す指標である

解答
1. ○／2. ○／3. × 食品中の自由水の割合を示す指標である

211

96 （食べ物）食品添加物

■ 食品添加物の概要

● 食品添加物の規格や使用基準などは「食品衛生法」、表示については「食品表示法」に定められている

● 食品添加物の種類には化学的合成品と天然添加物がある

■ 食品添加物の種類

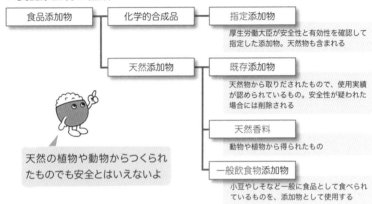

食品添加物	化学的合成品	指定添加物
		厚生労働大臣が安全性と有効性を確認して指定した添加物。天然物も含まれる
	天然添加物	既存添加物
		天然物から取りだされたもので、使用実績が認められているもの。安全性が疑われた場合には削除される
		天然香料
		動物や植物から得られたもの
		一般飲食物添加物
		小豆やしそなど一般に食品として食べられているものを、添加物として使用する

天然の植物や動物からつくられたものでも安全とはいえないよ

■ 一日許容摂取量

● ADI とは Acceptable Daily Intake の略。食品添加物などのヒトの一日許容摂取量をいう。ヒトが毎日一生涯摂取し続けても健康に害を及ぼさない量のことで、mg/kg 体重 / 日で示される

一日許容摂取量は、最大無作用量に安全率の 100 分の1をかけて算出します

◎関連キーワード〈〈〈〈〈〈〈〈〈〈〈〈〈〈〈〈〈〈

● **最大無作用量（無毒性量）**…動物を使った食品添加物の安全性試験では、さまざまな濃度で試験物を与えてまったく影響がみられない濃度を求める。この量を最大無作用量という

すっきりnavi

■主な食品添加物の用途と添加物質

分類	用途	添加物質の例
保存料	細菌やカビの繁殖を抑え、食中毒を予防する	ソルビン酸、ソルビン酸カリウム、安息香酸、デヒドロ酢酸ナトリウム、パラオキシ安息香酸エステル、プロピオン酸など
酸化防止剤	油脂などの酸化を抑え、保存性をよくする	BHT（ジブチルヒドロキシトルエン）、BHA（ブチルヒドロキシアニソール）、エリソルビン酸ナトリウム、L-アスコルビン酸など
殺菌料	食品中の病原菌などを死滅させる	過酸化水素、亜塩素酸ナトリウム、次亜塩素酸ナトリウムなど
防カビ剤	かんきつ系などの果実に使用	イマザリル、ジフェニル、オルトフェニルフェノールなど
増粘剤	食品になめらかさ、粘り気を与える	ペクチン、カルボキシメチルセルロース、カラゲニン（カラギーナン）など
膨張剤	ガスを発生させて、パン等の生地を膨らませる	クエン酸カルシウム、炭酸カルシウムなど
甘味料	食品に甘味を与える	サッカリンナトリウム、ステビア抽出物、アスパルテームなど
着色料	食品を着色し、色調を調える	赤色2号、β-カロテン、コチニールなど
発色剤	ハム・ソーセージの色調を調える	亜硝酸ナトリウム、硝酸ナトリウムなど
漂白剤	食品を漂白し、色をきれいにする	亜硫酸ナトリウム、次亜硫酸ナトリウムなど
栄養強化剤	食品の栄養強化、栄養素のバランスの改善など	アミノ酸類、ビタミン類、ミネラル類など

第5章

⊙理解度チェック ＞＞＞＞＞＞＞＞＞＞＞＞＞＞＞＞＞ ☑

□1 指定添加物は、消費者庁長官が指定する
□2 ADIの単位は、mg/kg 体重 / 年で示される
□3 オルトフェニルフェノールは防カビ剤として用いられている
□4 亜硫酸ナトリウムは、漂白剤として使用される

解答

1. × 厚生労働大臣が指定する／2. × mg/kg 体重 / 日である／3. ○／4. ○

97 （給食）

給食の品質

■ 品質管理

● 給食経営における品質管理は、喫食者のニーズにあった製品を経済的につくりだす活動。目的は、提供する食事の品質を向上させること
● 給食の品質は、喫食者の満足度で評価する
● PDCA サイクルに従って品質管理を行うことは、品質の向上に有効
● 給食経営における品質管理は、生産管理と密接に関係する。設計品質に対して適合品質に問題がある場合、生産工程に問題がある
● 品質評価の指標…食事の量、給与栄養量、料理の温度・形状など

■ 調理工程と調理作業の標準化

● 調理作業の標準化とは、調理従事者の誰が行っても、またいつ調理しても一定の品質で料理を提供するために、調理法ごとに調理操作を標準化すること。食事の品質基準、出来上がり時刻の設定が前提
● 調理工程ごとに行っていくため、作業工程表を作成する

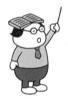

喫食者のニーズにあった食事を、常に一定の品質で提供できるようにするためには、料理ごとの調理工程の標準化は欠かせません

⊙関連キーワード ‹‹‹‹‹‹‹‹‹‹‹‹‹‹‹‹‹‹‹‹

● QC…品質管理のこと。顧客や社会の要求する品質を把握し、適合する品質の製品を経済的につくり出して市場に出し、顧客や社会の満足を得るために、企業活動の全部門が品質の改善と維持を効果的に行う体系
● ISO9000 シリーズ…1987 年に ISO（国際標準化機構）が制定した品質マネジメントシステム。製品やサービスの品質を保証する規格

すっきりnavi

■給食における品質の概念

総合品質

喫食者側からみた総合的な品質（喫食者の満足度）。給食では、喫食者のニーズを把握して献立を作成し、その献立に記載された内容（栄養、おいしさ、温度、ボリュームなど）に適合した食事を提供すること
評価の指標・方法例：喫食者の嗜好調査

設計品質

企画した品質に対して提供する目標の品質を決定し、施設の設備・機器、調理従事者の技術・能力、経費から提供可能な品質を設計。提供する食事の設計品質は、食事計画、献立・作業指示書作成、調理・作業工程表でつくり込む
評価の指標・方法例：献立の栄養素量の計算

適合品質

設計品質が、実際の製品に実現されたかどうかの適合度を示すもの。給食では、献立表やレシピ、調理・作業工程表通りの食事とサービスが提供できたかどうかを示す
評価の指標・方法例：出来上がり量の測定、出来上がりの塩分濃度の測定、盛り付け量の測定

喫食者のニーズや給食提供者のねらいが
変われば、製品の品質基準も変わるよ！

⊙理解度チェック >>>>>>>>>>>>>>>>>>>> ☑

- □1 調製する食事の均質化は、調理作業工程標準化の目的である
- □2 総合品質は、献立表やレシピによって示される
- □3 品質マネジメントシステムの構築は、ISO14000 シリーズにより評価される

解答

1. ○／2. × 総合品質ではなく設計品質／3. × ISO9000 シリーズにより評価される

98 給食の原価構成と収支構造

■ 給食の原価

● 給食を生産し、提供するために必要な費用が給食原価（総原価）

> 製造原価…材料費、労務費（人件費）、経費の合計
> 給食原価（総原価）…製造原価に一般管理費や販売経費を加えたもの

■ 各原価の詳細

給食原価	製造原価	材料費	食材料費
		労務費	賃金、賞与、退職金引当金、諸手当、福利厚生費など
		経費	光熱水費、減価償却費、衛生費、修繕費など
	一般管理費		間接部門の人件費、その他の経費など
	販売経費		販売手数料や販売促進費、広報活動費など

● 販売価格…給食原価に利益を加えたもの

> 従業員の通勤手当は労務費の福利厚生費よ

● ABC コントロール（分析）…一定期間に使用した食材料を使用金額の多い順に並べ、A（食材料費の80％まで占める）、B（15％）、C（残りの5％）に分ける。Aグループには使用頻度が高く、1回の使用量も多い食材料が含まれ、Aの食材料から集中的に管理する（購入単価を低下させる）と食材料費の低減に大きな効果がある。在庫管理、原価管理に用いられる

⊙関連キーワード <<<<<<<<<<<<<<<<<<<

● 減価償却費…設備投資を行った場合、耐用年数に応じて経常費用として計上することができる費用
● 損益計算書…企業が一定期間に得た収入から費用を差し引いて、いくら利益があったかを表すもので、企業の重要な決算書の一つ

すっきりnavi

■損益分岐点

損益分岐点は損失も利益もでない売上高で、これ以上売り上げが多ければ利益がでて、少なければ損失になるという分岐点のことをいう

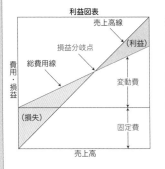

利益図表

売上高−変動費＝限界利益
限界利益−固定費＝利益
限界利益率（%）＝限界利益÷売上高×100
損益分岐点＝固定費÷[1−変動費率（%）]
変動費率（%）＝変動費÷売上高
目標利益達成のための売上高
＝（目標利益＋固定費）÷限界利益率（%）

販売価格の設定にも活用できるよ！

固定費	売上高や操業の程度に増減があってもそれに関係なく常に一定の額の支出が行われる費目。調理従事者の人件費のほか、経営管理や一般的な管理事務に関して、固定的に発生する費用で、家賃、給料賃金・諸手当、通信費、減価償却費など
変動費	売上高や操業の程度の増減に比例して変動する費用で、原材料費、光熱水費、販売費、外注加工費、営業活動費など

⊙理解度チェック ＞＞＞＞＞＞＞＞＞＞＞＞＞＞＞＞＞＞＞＞＞ ☑

□1 損益分岐点は売上高線と固定費線の交点で示される

□2 食単価契約で運営している事業所給食施設において、生鮮食品の購入費は売上高に伴って変動する費用である

□3 管理栄養士の研修費は、人件費である

解答...
1．× 売上高線と総費用線の交点／2．○／3．× 従業員の研修のためにかかる費用であり、経費に位置づけることができる

99 (給食) 生産（調理）と提供

■ 労働生産性

● 投下した労働量と生産量の関係を表したもので、労働の能率の検討に用いられる。給食の場合は、調理従事者1人1日（または1時間）当たりの食数や100食当たりの作業時間、さらに調理従事者1人当たりの付加価値（粗利益）で表すこともある

> 労働生産性＝生産量（食数）÷従業員数（または労働時間数）

● 従業員数は常勤、パートを区別せず労働時間を調整して算出
● 労働生産性を高めると、労務費や製造原価の抑制が期待できる

■ 大量調理の特徴

● 大量調理では食材の量や操作方法によって温度上昇の現象が異なる

> ① 温度上昇速度は、熱源の大きさ、伝熱効率が影響する
> ② 大量調理における加熱調理は、温度上昇速度が緩慢になりやすい
> ③ 温度上昇速度は、食品の品質に影響を与える
> ④ 温度上昇速度が異なると、加熱温度に対する加熱時間が異なる

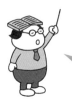

加熱が終了しても、大量の食材の温度降下は緩慢です。衛生に配慮しつつ余熱をあらかじめ考慮に入れ、加熱を終了させます

◉関連キーワード <<<<<<<<<<<<<<<<<<<<<<

● 温度履歴…主に加熱調理における水や、食品の温度変化のこと。大量調理は温度上昇が緩慢で、酵素の活性による変化を受けやすいので、加熱時間は長くなり、食品の変化が大きくなる

すっきりnavi

■調理工程別大量調理の標準化

大量調理では以下の工程を標準化することで、品質管理の質が高まる

下調理	● 洗浄による付着水は、調理作業や料理の品質に影響するので、最小限にする ● 廃棄率を一定にするため、切り方や調理技術のバラつきをなくし、食材料に応じた調理作業の標準化を図る
ゆで物	● 各加熱機器に対して、ゆで水の量、投入する材料の量を決め、加熱時間、温度を標準化する
焼き物	● 料理の種類（直接焼き、間接焼き）により加熱方法、熱源が異なるので、加熱機器ごとに加熱温度、時間を標準化する
炒め物	● 野菜の炒め物などの場合、炒め物の分量が多く加熱時間が長くなると、野菜からでる水分の量が増え、そのなかに栄養成分や調味料がでて、品質の低下の原因となるので、加熱機器や熱源の熱容量を考慮し、1回に炒める量を標準化する
煮物	● 加熱時間は、温度上昇速度によって異なるので、1回に調理する量と加熱機器に対応して標準化する ● 料理の種類（含め煮、炒め煮など）によって煮汁の量、調味料の分量、調味や撹拌のタイミングは異なる。料理によって適切な煮汁量を決め、調味料の分量、調味のタイミングを標準化する
揚げ物	● 揚げ油の量、設定温度、材料の投入量を決め、揚げ時間を標準化する
炊飯	● 飯の炊き上がり重量は、米＋加水量−蒸発量とする ● 飯の炊き上がり重量、出来上がりの飯のやわらかさを考慮し、火力、加熱時間を標準化する

＊加熱調理食品に関しては、「大量調理施設衛生管理マニュアル」に基づいて食品の中心温度および加熱時間を管理すること

◉理解度チェック >>>>>>>>>>>>>>>>>> ☑

- □ 1 労働生産性が高い施設では、労務費が高くなる
- □ 2 労働生産性は従事者1人当たりの給食生産数を表す数字である
- □ 3 洗浄による付着水は、食品への味の浸透を促進する

解答

1. × 低くなる／2. ○／3. × 食品への調味料の浸透を妨げるため、味の浸透も阻害される

100 入院時食事療養

■ 入院時食事療養および入院時生活療養

名称		金額	備考
入院時食事療養（I）		（1食につき）670円	1日に3食が限度
入院時生活療養（I）		食費（1食につき）584円	1日に3食が限度
		居住費（1日につき）398円	————
（I）が受理された保険医療機関での条件による加算	特別食加算	（1食につき）76円	1日に3食が限度。治療食、特別な場合の検査食が提供される場合
	食堂加算	（1日につき）50円	病床1床当たり0.5m² 以上の面積がある場合、談話室兼でも可
入院時食事療養（II）		（1食につき）536円	1日に3食が限度
入院時生活療養（II）		食費（1食につき）450円	1日に3食が限度
		居住費（1日につき）398円	————

■ 費用の算定基準

● 保険医療機関が地方厚生局に届け出を行い、以下の基準に適合している場合に算定できる

> ・原則として、当該保険医療機関を単位として行う
> ・医師、管理栄養士または栄養士による検食が毎食行われ、所見が検食簿に記入されている
> ・食事療養は管理栄養士または栄養士によって行われている
> ・患者の病状等により、特別食を必要とする患者については、医師の発行する食事箋に基づき特別食が提供されている
> ・適時給食が行われている（夕食は午後6時以降）
> ・適温給食が行われている（保温庫、保温食器などを用いる）

2024年4月に診療報酬が改定されて、入院時食事療養の食費が上がったのよ

すっきりnavi

■加算できる特別食

治療食	腎臓食	心臓疾患、妊娠高血圧症候群に対して減塩食療法を行う場合は、腎臓食に準じて取り扱うことができる。食塩 6g / 日未満
	肝臓食	胆石症と胆嚢炎による閉鎖性黄疸の場合を含む
	糖尿食	———
	膵臓食	———
	痛風食	———
	貧血食	血中ヘモグロビン濃度 10g/dL 以下
	てんかん食	難治性てんかん（外傷性のものを含む）
	胃潰瘍食・十二指腸潰瘍食	流動食を除く
	脂質異常症食	●空腹時 LDL-C：140mg/dL 以上、HDL-C：40mg/dL 未満、TG：150mg/dL 以上のいずれか ●高度肥満症（肥満度が +70% 以上または BMI が 35 以上）に対して食事療法を行う場合は、脂質異常症食に準じて取り扱うことができる
	低残渣食	クローン病、潰瘍性大腸炎
	先天性代謝異常食	フェニルケトン尿症、メープルシロップ尿症、ホモシスチン尿症、ガラクトース血症
	治療乳	乳児栄養障害症
術後食		侵襲の大きい消化管術後の胃潰瘍食
無菌食		無菌室に入室した患者に供する食事
特別な場合の検査食		潜血食、大腸 X 線検査・大腸内視鏡検査のための食事

第5章

⊙関連キーワード <<<<<<<<<<<<<<<<<<<<< 🔑

● 入院時生活療養費…65 歳以上で、療養病床に長期入院する場合に要する費用で、居住（光熱水）費や食費をいう

⊙理解度チェック >>>>>>>>>>>>>>>>>>>>>> ☑

□1 時間外のおやつは、1 回の食事として算定できる
□2 特別食の食事提供は、医師の確認を得る
□3 入院時食事療養（Ⅰ）の夕食の配膳時間は、午後5時である

解答……………………………………………………………………………………………………
1．× 1日につき3食が限度。おやつに関しては、規定されていない／2．○／3．×
午後6時以降である

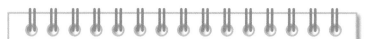

試験本番で
実力を出しきるために

● わからない問題でも慌てない

いわゆる「難問」が出題される可能性は毎年ありますので、なかなか解けない問題は後回しにするなど、なるべく時間をかけず、すぐにわかる問題に集中して確実に得点するようにしましょう。

● ケアレスミスに注意する

試験問題はすべて選択式ですが、「正しいもの」を選ぶタイプと、「誤っているもの」を選ぶタイプ、「最も適当（適切）なもの」を選ぶタイプがあります。問題文の読み間違いによるケアレスミスには十分に注意しましょう。

● 必ず全問マークする

正解がわからない問題や、あまり自信がない問題でも、空欄のままで提出することは避けましょう。

☐ 試験会場までの経路や
　　所要時間を確認しましょう

☐ 筆記用具をそろえておきましょう

☐ 前日はしっかり
　　睡眠をとりましょう

☐ 温度調節ができる
　　服装を用意しておきましょう

☐ 昼食を準備しておきましょう

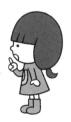

試験前に、これだけは確認しておこうね

資料編

● 日本人の食事摂取基準 2020 年版 ●

「日本人の食事摂取基準2020年版」は、2020（令和2）年度から2024（令和6）年度の5年間使用されます。

■ 策定の目的

これまでの健康の保持・増進、生活習慣病の発症予防と重症化予防に、新たに高齢者の低栄養予防やフレイル予防が加えられました。

■ 対象とする個人並びに集団の範囲

健康な個人並びに健康な人を中心として構成されている集団。高血圧、脂質異常、高血糖、腎機能低下に関するリスクを有している者（保健指導レベルにある者まで）を含む。

■ 基本的な構成

総論、各論、参考資料の3つから構成されています。総論では「策定方針」「策定の基本的事項」「策定の留意事項」「活用に関する基本的事項」「今後の課題」に分けて、各論ではエネルギーと34項目の栄養素について記述されています。参考資料の「対象特性」では「妊婦・授乳婦」「乳児・小児」「高齢者」についてまとめています（下図）。

■ 基本構造

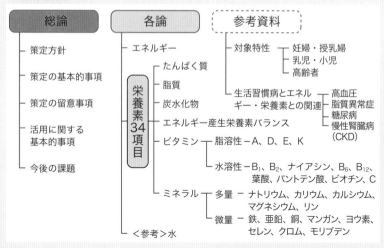

■ 基準を策定した栄養素と指標（1 歳以上）[1]

栄養素		推定平均必要量 (EAR)	推奨量 (RDA)	目安量 (AI)	耐容上限量 (UL)	目標量 (DG)
たんぱく質[2]		○	○	–	–	○ [3]
脂質	脂質	–	–	–	–	○ [3]
	飽和脂肪酸[4]	–	–	–	–	○ [3]
	n−6 系脂肪酸	–	–	○	–	–
	n−3 系脂肪酸	–	–	○	–	–
	コレステロール[5]	–	–	–	–	–
炭水化物	炭水化物	–	–	–	–	○ [3]
	食物繊維	–	–	–	–	○
主要栄養素バランス[2]		–	–	–	–	○ [3]
ビタミン	脂溶性	ビタミン A	○	○	–	○	–
		ビタミン D[2]	–	–	○	○	–
		ビタミン E	–	–	○	○	–
		ビタミン K	–	–	○	–	–
	水溶性	ビタミン B₁	○	○	–	–	–
		ビタミン B₂	○	○	–	–	–
		ナイアシン	○	○	–	○	–
		ビタミン B₆	○	○	–	○	–
		ビタミン B₁₂	○	○	–	–	–
		葉酸	○	○	–	○ [7]	–
		パントテン酸	–	–	○	–	–
		ビオチン	–	–	○	–	–
		ビタミン C	○	○	–	–	–
ミネラル	多量	ナトリウム[6]	○	–	–	–	○
		カリウム	–	–	○	–	○
		カルシウム	○	○	–	○	–
		マグネシウム	○	○	–	○ [7]	–
		リン	–	–	○	○	–
	微量	鉄	○	○	–	○	–
		亜鉛	○	○	–	○	–
		銅	○	○	–	○	–
		マンガン	–	–	○	○	–
		ヨウ素	○	○	–	○	–
		セレン	○	○	–	○	–
		クロム	–	–	○	○	–
		モリブデン	○	○	–	○	–

1 一部の年齢区分についてだけ設定した場合も含む。
2 フレイル予防を図る上での留意事項を表の脚注として記載。
3 総エネルギー摂取量に占めるべき割合（% エネルギー）。
4 脂質異常症の重症化予防を目的としたコレステロールの量と、トランス脂肪酸の摂取に関する参考情報を表の脚注として記載。
5 脂質異常症の重症化予防を目的とした量を飽和脂肪酸の表の脚注に記載。
6 高血圧及び慢性腎臓病（CKD）の重症化予防を目的とした量を表の脚注として記載。
7 通常の食品以外の食品からの摂取について定めた。

■ 年齢区分と参照体位（参照身長、参照体重）[1]

年齢区分については、乳児は前回と同様に、「0～5か月」と「6～11か月」の2つに区分し、特に成長に必要と考えられるエネルギー及びたんぱく質に対しては、「0～5か月」「6～8か月」「9～11か月」の3つの区分で対応した。高齢者については、新たに65歳以上と定義し、「65～74歳」と「75歳以上」の2つに区分した。

年齢区分は、高齢者が新たに2つに分けられたよ

性別	男性		女性[2]	
年齢等	参照身長（cm）	参照体重（kg）	参照身長（cm）	参照体重（kg）
0～5（月）	61.5	6.3	60.1	5.9
6～11（月）	71.6	8.8	70.2	8.1
6～8（月）	69.8	8.4	68.3	7.8
9～11（月）	73.2	9.1	71.9	8.4
1～2（歳）	85.8	11.5	84.6	11.0
3～5（歳）	103.6	16.5	103.2	16.1
6～7（歳）	119.5	22.2	118.3	21.9
8～9（歳）	130.4	28.0	130.4	27.4
10～11（歳）	142.0	35.6	144.0	36.3
12～14（歳）	160.5	49.0	155.1	47.5
15～17（歳）	170.1	59.7	157.7	51.9
18～29（歳）	171.0	64.5	158.0	50.3
30～49（歳）	171.0	68.1	158.0	53.0
50～64（歳）	169.0	68.0	155.8	53.8
65～74（歳）	165.2	65.0	152.0	52.1
75以上（歳）	160.8	59.6	148.0	48.8

（乳児：0～5（月）、6～11（月）、6～8（月）、9～11（月）／小児：1～2（歳）～15～17（歳）／成人：18～29（歳）～50～64（歳）／高齢者：65～74（歳）、75以上（歳））

1 0～17歳は、日本小児内分泌学会・日本成長学会合同標準値委員会による小児の体格評価に用いる身長、体重の標準値を基に、年齢区分に応じて、当該月齢及び年齢区分の中央時点における中央値を引用した。ただし、公表数値が年齢区分と合致しない場合は、同様の方法で算出した値を用いた。18歳以上は、平成28年国民健康・栄養調査における当該の性及び年齢区分における身長・体重の中央値を用いた。

2 妊婦、授乳婦を除く。

■ 身体活動レベル別にみた活動内容と活動時間の代表例

身体活動レベル[1]	低い（ Ⅰ ） 1.50（1.40~1.60）	ふつう（ Ⅱ ） 1.75（1.60~1.90）	高い（ Ⅲ ） 2.00（1.90~2.20）
日常生活の内容[2]	生活の大部分が座位で、静的な活動が中心の場合	座位中心の仕事だが、職場内での移動や立位での作業・接客等、通勤・買い物での歩行、家事、軽いスポーツ等のいずれかを含む場合	移動や立位の多い仕事への従事者、あるいは、スポーツ等余暇における活発な運動習慣を持っている場合
中程度の強度(3.0~5.9メッツ）の身体活動の1日当たりの合計時間（時間 / 日）[3]	1.65	2.06	2.53
仕事での1日当たりの合計歩行時間（時間 / 日）[3]	0.25	0.54	1.00

1 代表値。（ ）内はおよその範囲。
2 Black, *et al.*[172]、Ishikawa-Takata, *et al.*[88] を参考に、身体活動レベル（PAL）に及ぼす仕事時間中の労作の影響が大きいことを考慮して作成。
3 Ishikawa-Takata, *et al.*[175] による。

■ 食事摂取基準の活用と PDCA サイクル

食事摂取基準を活用する場合は、下図の通り PDCA サイクルに基づく活用を基本とします。

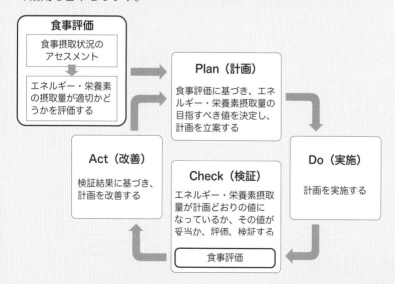

■ 個人の食事改善を目的として
食事摂取基準を活用する場合の基本的事項

目的	用いる指標	食事摂取状況の アセスメント	食事改善の計画と実施
エネルギー摂取の過不足の評価	・BMI ・体重変化量	・体重変化量を測定 ・測定されたBMIの範囲を下回っていれば「不足」、上回っていれば「過剰」のおそれがないか、他の要因も含め、総合的に判断	・BMIが目標とする範囲内に留まること、またはその方向に体重が改善することを目的として立案 （留意点）おおむね4週間ごとに体重を計測記録し、16週間以上フォローを行う
栄養素の摂取不足の評価	・推定平均必要量 ・推奨量 ・目安量	・測定された摂取量と推定平均必要量及び推奨量から不足の可能性とその確率を推定 ・目安量を用いる場合は、測定された摂取量と目安量を比較し、不足していないことを確認	・推奨量よりも摂取量が少ない場合は、推奨量をめざす計画を立案 ・摂取量が目安量付近かそれ以上であれば、その量を維持する計画を立案 （留意点）測定された摂取量が目安量を下回っている場合は、不足の有無やその程度を判断できない
栄養素の過剰摂取の評価	・耐容上限量	・測定された摂取量と耐容上限量から過剰摂取の可能性の有無を推定	・耐容上限量を超えて摂取している場合は耐容上限量未満になるための計画を立案 （留意点）耐容上限量を超えた摂取は避けるべきであり、それを超えて摂取していることが明らかになった場合は、問題を解決するために速やかに計画を修正、実施
生活習慣病の発症予防を目的とした評価	・目標量	・測定された摂取量と目標量を比較。ただし、発症予防を目的としている生活習慣病が関連する他の栄養関連因子及び非栄養性の関連因子の存在とその程度も測定し、これらを総合的に考慮したうえで評価	・摂取量が目標量の範囲内に入ることを目的とした計画を立案 （留意点）発症予防を目的としている生活習慣病が関連する他の栄養関連因子及び非栄養性の関連因子の存在と程度を明らかにし、これらを総合的に考慮したうえで、対象とする栄養素の摂取量の改善の程度を判断。また、生活習慣病の特徴から考えて、長い年月にわたって実施可能な改善計画の立案と実施が望ましい

■ 集団の食事改善を目的として 食事摂取基準を活用する場合の基本的事項

目的	用いる指標	食事摂取状況のアセスメント	食事改善の計画と実施
エネルギー摂取の過不足の評価	・BMI ・体重変化量	・測定された BMI の分布から、BMI が目標とする BMI の範囲を下回っている、あるいは上回っている者の割合を算出 ・体重変化量を測定	・BMI が目標とする範囲内に留まっている者の割合を増やすことを目的として計画を立案 （留意点）一定期間をおいて 2 回以上の評価を行い、その結果に基づいて計画を変更し、実施
栄養素の摂取不足の評価	・推定平均必要量 ・目安量	・測定された摂取量の分布と推定平均必要量から、推定平均必要量を下回る者の割合を算出 ・目安量を用いる場合は、摂取量の中央値と目安量を比較し、不足していないことを確認	・推定平均必要量では、推定平均必要量を下回って摂取している者の集団内における割合をできるだけ少なくするための計画を立案 ・目安量では、摂取量の中央値が目安量付近かそれ以上であれば、その量を維持するための計画を立案 （留意点）摂取量の中央値が目安量を下回っている場合、不足状態にあるかどうかは判断できない
栄養素の過剰摂取の評価	・耐容上限量	・測定された摂取量の分布と耐容上限量から、過剰摂取の可能性を有する者の割合を算出	・集団全員の摂取量が耐容上限量未満になるための計画を立案 （留意点）耐容上限量を超えた摂取は避けるべきであり、超えて摂取している者がいることが明らかになった場合は、問題を解決するために速やかに計画を修正、実施
生活習慣病の発症予防を目的とした評価	・目標量	・測定された摂取量の分布と目標量から、目標量の範囲を逸脱する者の割合を算出する。ただし、発症予防を目的としている生活習慣病が関連する他の栄養関連因子及び非栄養性の関連因子の存在と程度も測定し、これらを総合的に考慮したうえで評価	・摂取量が目標量の範囲内に入る者または近づく者の割合を増やすことを目的とした計画を立案 （留意点）発症予防を目的としている生活習慣病が関連する他の栄養関連因子及び非栄養性の関連因子の存在とその程度を明らかにし、これらを総合的に考慮したうえで、対象とする栄養素の摂取量の改善の程度を判断。また、生活習慣病の特徴から考え、長い年月にわたって実施可能な改善計画の立案と実施が望ましい

資料編

令和元年国民健康・栄養調査

＊国民健康・栄養調査は新型コロナウイルス感染症の影響で令和3年まで中止、令和4年分を集計中。

■ 肥満者（BMI≧25kg/m²）の割合（20歳以上、性・年齢階級別）

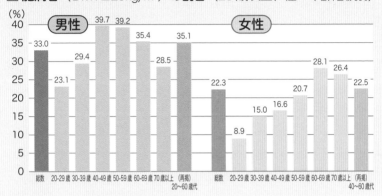

※妊婦除外

（参考）「健康日本21（第2次）」の目標
適正体重を維持している者の増加（肥満〔BMI25以上〕、やせ〔BMI18.5未満〕の減少）
目標値：20～60歳代男性の肥満者の割合　28%
40～60歳代女性の肥満者の割合　19%

■ 肥満者（BMI≧25 kg/m²）の割合の年次推移（20歳以上）
（平成21～令和元年）

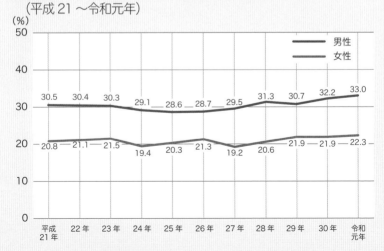

肥満者の割合は、頻出事項です。男女それぞれの
最も多い年代を覚えておきましょう

■ **低栄養傾向の者**（BMI≦20kg/m²）**の割合**（65歳以上、性・年齢階級別）

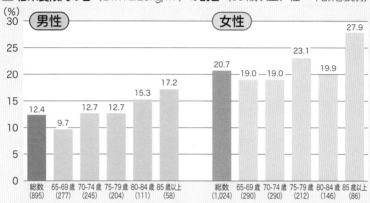

(参考) 低栄養傾向の者（BMI≦20 kg/m²）について
「健康日本21（第二次）」では、「やせあるいは低栄養状態にある高齢者」ではなく、より緩やかな基準を用いて「低栄養傾向にある高齢者」の割合を減少させることを重視している。その際、「低栄養傾向」の基準として、要介護や総死亡リスクが統計学的に有意に高くなるポイントとして示されているBMI20以下を指標として設定している。

■ **やせの者**（BMI＜18.5kg/m²）**の割合の年次推移**（20歳以上）
（平成21～令和元年）

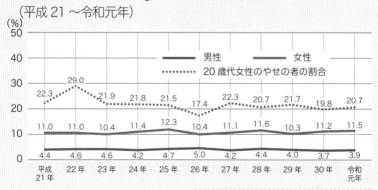

(参考)「健康日本21（第2次）」の目標
適正体重を維持している者の増加
（肥満（BMI25以上）、
やせ（BMI18.5未満）の減少）
目標値：20歳代女性のやせの者の割合 20%

■「糖尿病が強く疑われる者」の割合の年次推移

（20歳以上）（平成21～令和元年）

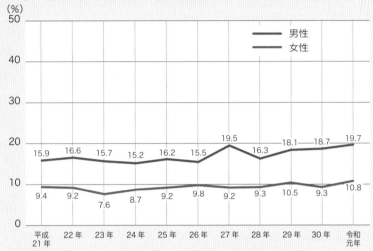

■ メタボリックシンドローム（内臓脂肪症候群）の状況

（20歳以上、性・年齢階級別）（令和元年）

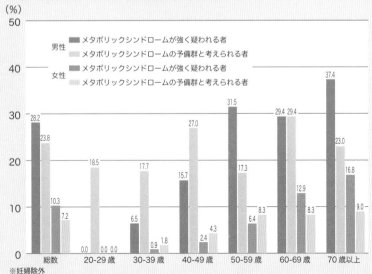

※妊婦除外

■ **食塩摂取量の平均値の年次推移**（20歳以上）（平成21～令和元年）

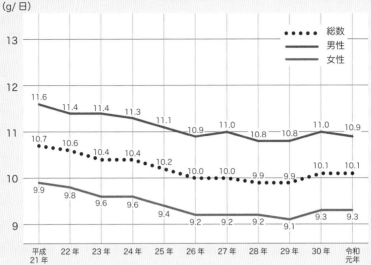

(g/日)

凡例:
- 総数 ●●●●
- 男性 ━━━
- 女性 ━━━

年	総数	男性	女性
平成21年	10.7	11.6	9.9
22年	10.6	11.4	9.8
23年	10.4	11.4	9.6
24年	10.4	11.3	9.6
25年	10.2	11.1	9.4
26年	10.0	10.9	9.2
27年	10.0	11.0	9.2
28年	9.9	10.8	9.2
29年	9.9	10.8	9.1
30年	10.1	11.0	9.3
令和元年	10.1	10.9	9.3

■ **食塩摂取量の平均値**（20歳以上、性・年齢階級別）

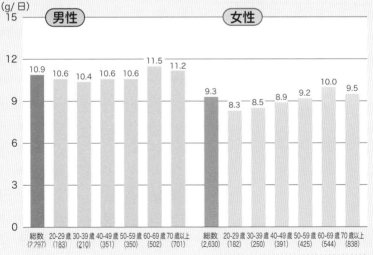

(g/日)

男性

総数 (2,297)	10.9
20-29歳 (183)	10.6
30-39歳 (210)	10.4
40-49歳 (351)	10.6
50-59歳 (350)	10.6
60-69歳 (502)	11.5
70歳以上 (701)	11.2

女性

総数 (2,630)	9.3
20-29歳 (182)	8.3
30-39歳 (250)	8.5
40-49歳 (391)	8.9
50-59歳 (425)	9.2
60-69歳 (544)	10.0
70歳以上 (838)	9.5

（参考）「健康日本21（第2次）」の目標
食塩摂取量の減少
　　目標値：1日あたりの食塩摂取量の平均値 8g

資料編

233

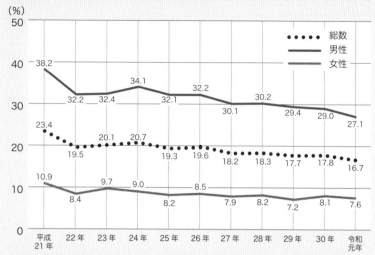

■ 現在習慣的に喫煙している者の割合の年次推移 (20歳以上) (平成21～令和元年)

(%)

総数	男性	女性

男性: 38.2 / 32.2 / 32.4 / 34.1 / 32.1 / 32.2 / 30.1 / 30.2 / 29.4 / 29.0 / 27.1

総数: 23.4 / 19.5 / 20.1 / 20.7 / 19.3 / 19.6 / 18.2 / 18.3 / 17.7 / 17.8 / 16.7

女性: 10.9 / 8.4 / 9.7 / 9.0 / 8.2 / 8.5 / 7.9 / 8.2 / 7.2 / 8.1 / 7.6

平成21年　22年　23年　24年　25年　26年　27年　28年　29年　30年　令和元年

※「現在習慣的に喫煙している者」とは、たばこを「毎日吸っている」又は「時々吸う日がある」と回答した者。なお、平成23、24年は、これまでたばこを習慣的に吸っていたことがある者のうち、「この1か月間に毎日又はときどきたばこを吸っている」と回答した者であり、平成20～22年は、合計100本以上又は6か月以上たばこを吸っている（吸っていた）者。

■ 現在習慣的に喫煙している者の割合 (20歳以上、性・年齢階級別)

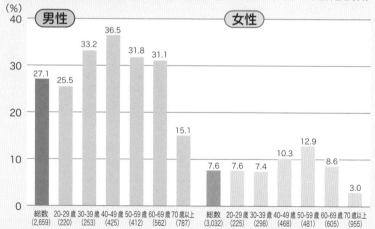

(%)

男性

総数	20-29歳	30-39歳	40-49歳	50-59歳	60-69歳	70歳以上
27.1	25.5	33.2	36.5	31.8	31.1	15.1
(2,659)	(220)	(253)	(425)	(412)	(562)	(787)

女性

総数	20-29歳	30-39歳	40-49歳	50-59歳	60-69歳	70歳以上
7.6	7.6	7.4	10.3	12.9	8.6	3.0
(3,032)	(225)	(298)	(468)	(481)	(605)	(955)

(参考)　「健康日本21（第2次）」の目標
成人の喫煙率の減少（禁煙をやめたい者がやめる）
目標値：12%

■ 朝食の欠食率の内訳 （20歳以上、性・年齢階級別） 平成29年版から引用

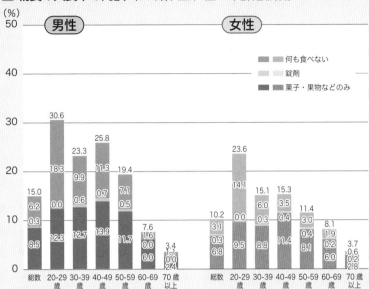

■ 野菜摂取量の平均値の年次推移 （20歳以上）（平成21〜令和元年）

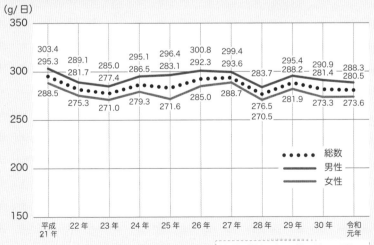

（参考） 「健康日本21（第2次）」の目標
野菜の摂取量の増加
目標値：野菜摂取量の平均値 350g

■ 歩数の平均値の年次推移（20 歳以上）（平成 21〜令和元年）

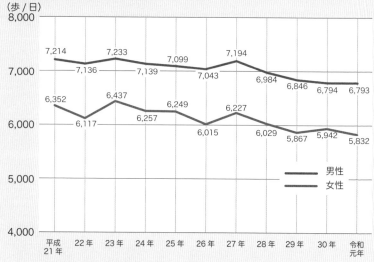

※平成 24 年以降は、100 歩未満または 5 万歩以上の者は除く

■ 歩数の平均値（20 歳以上、性・年齢階級別）

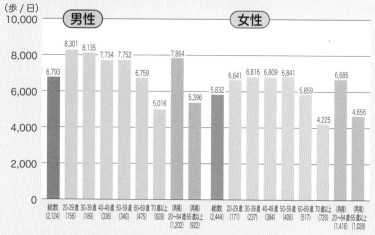

※100 歩未満または 5 万歩以上の者は除く

（参考）「健康日本 21（第 2 次）」の目標
日常生活における歩数の増加
目標値：20 〜 64 歳　男性 9,000 歩　女性 8,500 歩
65 歳以上　男性 7,000 歩　女性 6,000 歩

■ 運動習慣のある者の割合の年次推移（20歳以上）（平成21～令和元年）

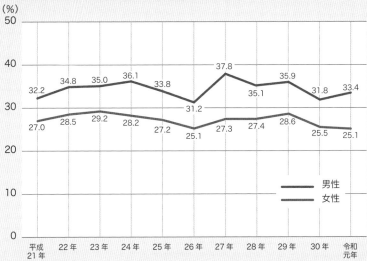

＊運動習慣のある者とは、1回30分以上の運動を週2回以上実施し、1年以上継続している者

■ 運動習慣のある者の割合（20歳以上、性・年齢階級別）

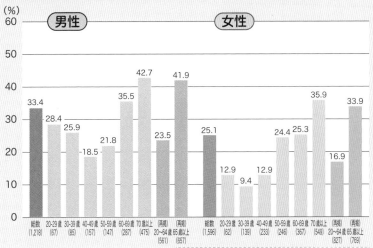

（参考）「健康日本21（第2次）」の目標
運動習慣者の割合の増加
目標値：20～64歳　男性36%　女性33%
　　　　65歳以上　男性58%　女性48%

健康日本 21（第二次）の最終評価

■ 栄養・食生活、身体活動・運動、休養、飲酒、喫煙及び歯・口腔の健康に関する生活習慣及び社会環境の改善に関する目標と目標達成状況の最終評価

評価基準

A　目標値に達した

B　現時点で目標値に達していないが、改善傾向にある

　（B は目標に達しそうなもの、B* は目標達成が危ぶまれるもの）

C　変わらない

D　悪化している

E　評価困難

（1）栄養・食生活

項目	目標	評価
① 適正体重を維持している者の増加（肥満〔BMI25 以上〕、やせ〔BMI18.5 未満〕の減少）	20 ～ 60 歳代男性の肥満者の割合　28% 40 ～ 60 歳代女性の肥満者の割合　19% 20 歳代女性のやせの者の割合　20% （平成 34 年度）	C
② 適切な量と質の食事をとる者の増加		
ア　主食・主菜・副菜を組み合わせた食事が 1 日 2 回以上の日がほぼ毎日の者の割合の増加	80% （平成 34 年度）	C
イ　食塩摂取量の減少	8g （平成 34 年度）	
ウ　野菜と果物の摂取量の増加	野菜摂取量の平均値 350 g 果物摂取量 100 g 未満の者の割合　30% （平成 34 年度）	
③ 共食の増加（食事を 1 人で食べる子どもの割合の減少）	減少傾向へ （平成 34 年度）	A
④ 食品中の食塩や脂肪の低減に取り組む食品企業及び飲食店の登録数の増加	食品企業登録数　100 社 飲食店登録数　30,000 店舗 （平成 34 年度）	B*
⑤ 利用者に応じた食事の計画、調理及び栄養の評価、改善を実施している特定給食施設の割合の増加	80% （平成 34 年度）	B*

（2）身体活動・運動

項目	目標	評価
① 日常生活における歩数の増加	20 歳～ 64 歳　男性 9,000 歩　女性 8,500 歩 65 歳以上　　　男性 7,000 歩　女性 6,000 歩 （平成 34 年度）	C
② 運動習慣者の割合の増加	20 歳～ 64 歳　男性 36%　女性 33% 65 歳以上　　　男性 58%　女性 48% （平成 34 年度）	C
③ 住民が運動しやすいまちづくり・環境整備に取り組む自治体数の増加	47 都道府県 （平成 34 年度）	B*

（3）休養

項目	目標	評価
① 睡眠による休養を十分とれていない者の割合の減少	15%　（平成 34 年度）	D
② 週労働時間 60 時間以上の雇用者の割合の減少	5.0%　（平成 32 年）	B*

（4）飲酒

項目	目標	評価
① 生活習慣病のリスクを高める量を飲酒している者（1 日当たりの純アルコール摂取量が男性 40g 以上、女性 20g 以上の者）の割合の減少	男性　13% 女性　6.4% （平成 34 年度）	D
② 未成年者の飲酒をなくす	0%　（平成 34 年度）	B
③ 妊娠中の飲酒をなくす	0%　（平成 26 年）	B

（5）喫煙

項目	目標	評価
① 成人の喫煙率の減少（喫煙をやめたい者がやめる）	12%　（平成 34 年度）	B*
② 未成年者の喫煙をなくす	0%　（平成 34 年度）	B
③ 妊娠中の喫煙をなくす	0%　（平成 26 年）	B*
④ 受動喫煙（家庭・職場・飲食店・行政機関・医療機関）の機会を有する者の割合の低下	行政機関　0% 医療機関　0%（平成 34 年度） 職場　受動喫煙の無い職場の実現（平成 32 年） 家庭　3% 飲食店　15%（平成 34 年度）	B*

（6）歯・口腔の健康

項目	目標	評価
① 口腔機能の維持・向上（60 歳代における咀嚼良好者の割合の増加）	80%　（平成 34 年度）	C
② 歯の喪失防止		
ア　80 歳で 20 本以上の自分の歯を有する者の割合の増加	50%　（平成 34 年度）	E※
イ　60 歳で 24 本以上の自分の歯を有する者の割合の増加	70%　（平成 34 年度）	
ウ　60 歳で喪失歯のない者の割合の増加	75%　（平成 34 年度）	
③ 歯周病を有する者の割合の減少		
ア　20 歳代における歯肉に炎症所見を有する者の割合の減少	25%　（平成 34 年度）	E※
イ　40 歳代における進行した歯周炎を有する者の割合の減少	25%　（平成 34 年度）	
ウ　60 歳代における進行した歯周炎を有する者の割合の減少	45%　（平成 34 年度）	
④ 乳幼児・学齢期のう蝕のない者の増加		
ア　3 歳児でう蝕がない者の割合が 80％以上である都道府県の増加	23 都道府県（平成 34 年度）	B
イ　12 歳児の一人平均う歯数が 1.0 歯未満である都道府県の増加	28 都道府県（平成 34 年度）	
⑤ 過去 1 年間に歯科検診を受診した者の割合の増加	65%　（平成 34 年度）	E※

（※は新型コロナウイルス感染症の影響でデータソースとなる調査が中止となった項目）

健康日本 21（第二次）の最終評価全体では、全 53 項目のうち、目標値に達したのは 8 項目であった。栄養・食生活関連の全 22 項目では、目標値に達したのはわずか 1 項目にすぎない。また、悪化した項目では、「メタボリックシンドロームの該当者及び予備群の減少」「適正体重の子どもの増加」「睡眠による休養を十分とれていない者の割合の減少」などがある

妊娠前からはじめる
妊産婦のための食生活指針

- 妊娠前から、バランスのよい食事をしっかりとりましょう
  妊娠は食事を見直す絶好の機会ですが、実際には妊婦になっても妊娠前の食行動が継続されやすいため、妊娠前から栄養バランスに配慮しましょう。

- 「主食」を中心に、エネルギーをしっかりと
  妊娠中は、妊娠前に比べて必要なエネルギー摂取量が増加します。エネルギーをしっかり摂取するためには、炭水化物を中心にした食事の摂取が必要です。

- 不足しがちなビタミン・ミネラルを、「副菜」でたっぷりと
  日本人女性に不足しがちなのは葉酸と鉄。葉酸は胎児の神経管閉鎖障害の予防のため、妊娠前から十分な摂取が必要。鉄は妊娠期には需要が増加します。

- 「主菜」を組み合わせてたんぱく質を十分に
  たんぱく質はからだづくりに必要不可欠な栄養素。魚や肉、卵、大豆製品を使った料理を食事の中心に。牛肉や豚肉には鉄も多く含まれます。

- 乳製品、緑黄色野菜、豆類、小魚などでカルシウムを十分に
  妊娠中や授乳期には、母体からカルシウムが失われます。妊娠前から積極的なカルシウム摂取を心がけることが大切です。

- 妊娠中の体重増加は、お母さんと赤ちゃんにとって望ましい量に
  妊娠中の体重増加は正常な現象。体重増加の不足は早産や低出生体重児のリスクを高め、体重増加の過剰は巨大児のリスクを高めます。妊娠中の望ましい体重増加量は、妊娠前の体格指数 BMI によって異なります。

- 母乳育児も、バランスのよい食生活のなかで
  母乳栄養は子どもにも母体にも負担の少ない授乳方法。授乳婦は付加量を十分に摂取できるように、しっかり食事をとることが大切です。

- 無理なくからだを動かしましょう
  妊娠期における身体活動は早産および低出生体重児のリスクを軽減します。妊娠中の運動プログラムについては医師に相談のうえ無理なく実践しましょう。

- たばことお酒の害から赤ちゃんを守りましょう
  喫煙や飲酒は胎児に与える悪影響が大きく、妊娠中は禁煙・禁酒が原則。受動喫煙の影響もあり、妊婦や授乳婦の周囲の人が禁酒・禁煙へ協力することも大切です。

- お母さんと赤ちゃんのからだと心のゆとりは、周囲のあたたかいサポートから
  お母さんの不安をやわらげ、母子ともに健やかな生活を送るためには、家族や地域の方など周りの人々の助けや支えが必要です。

■ 妊産婦のための食事バランスガイド

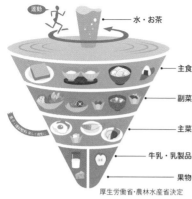

	1日分付加量			
	非妊娠時	妊娠初期	妊娠中期	妊娠末期 授乳期
主食	5〜7 つ (SV)	−	−	+1
副菜	5〜6 つ (SV)	−	+1	+1
主菜	3〜5 つ (SV)	−	+1	+1
牛乳・乳製品	2 つ (SV)	−	−	+1
果物	2 つ (SV)	−	+1	+1

厚生労働省・農林水産省決定

非妊娠時、妊娠初期の1日分を基本とし、妊娠中期、妊娠末期・授乳期の方はそれぞれの枠内の付加量を補うことが必要である。
※ SV とは、サービング(食事の提供量の単位)の略

1)このイラストの料理例を組み合わせると、おおよそ2,200kcal。非妊娠時・妊娠初期(20〜49歳女性)の身体活動レベル「ふつう(Ⅱ)」以上の人の、1日分の適量を示している
2)食塩・油脂については料理の中に使用されているものであり、「コマ」のイラストとして表現されていないが、実際の食事選択の場面で表示される際には食塩相当量や脂質も合わせて情報提供されることが望まれる
3)厚生労働省及び農林水産省が食生活指針を具体的な行動に結びつけるものとして作成・公表した「食事バランスガイド」(2005年)に、食事摂取基準の妊娠期・授乳期の付加量を参考に一部加筆

資料編

■ 妊娠中の体重増加指導の目安 *1

妊娠前の体格 *2		体重増加指導の目安
低体重 (やせ)	(BMI) 18.5 未満	12〜15kg
普通体重	18.5 以上 25.0 未満	10〜13kg
肥満 (1度)	25.0 以上 30.0 未満	7〜10kg
肥満 (2度以上)	30.0 以上	個別対応 (上限 5kg までが目安)

*1 「増加量を厳格に指導する根拠は必ずしも十分ではないと認識し、個人差を考慮したゆるやかな指導を心がける」産婦人科診療ガイドライン産科編 2020 CQ 010 より
*2 日本肥満学会の肥満度分類に準じた

● 公衆衛生・公衆栄養活動の歴史 ●

西暦	和暦	事項
1884	明治17	**海軍の兵食改革** 高木兼寛が脚気予防のために兵食を改良
1920	大正9	**国立栄養研究所設立** 初代所長に佐伯矩が就任
1924	13	**世界初の栄養学校設立** 佐伯矩が私立の栄養学校を設立
1937	昭和12	**「保健所法」公布** 保健所の設置と保健所への栄養士配置が定められる
1938	13	**厚生省創設** 内務省の衛生局、社会局などが統合、厚生省が創設。 栄養研究所など栄養行政は内務省から厚生省へ移管
1941	16	**第1回日本人栄養所要量策定** 国立栄養研究所により策定
1945	20	**「栄養士規則」および「私立栄養士養成所指定規則」制定 大日本栄養士会（日本栄養士会の前身）設立 「国民栄養調査」開始**
1946	21	**厚生省に栄養課設置** Ⓦ **「WHO憲章」が採択される**
1947	22	**「栄養士法」制定（1948年施行）** 「栄養士規則」が廃止され「栄養士法」が制定。栄養士資格が法制化される
1948	23	**「医療法施行規則」** 100床以上の病院に栄養士の配置が定められる Ⓦ **国際連合世界保健機関（WHO）設立** Ⓦ **「公衆衛生法」制定**

西暦	和暦	事項
1952	27	「栄養改善法」制定 「栄養士法」改正により、「栄養改善法」が制定
1954	29	「学校給食法」公布
1958	33	「調理師法」公布
1961	36	国民皆保険制度の導入
1962	37	管理栄養士制度発足
1963	38	第1回管理栄養士試験実施
1965	40	体力づくり国民会議設置 東京オリンピックによる国民の健康に対する関心の高まりから「体力づくり国民会議」が設置される
1967	42	「公害対策基本法」制定
1972	47	健康増進モデルセンター設置 1995年、健康科学センターに改称
1974	49	「学校給食法」一部改正 学校栄養職員の配置が定められる
1978	53	厚生省「第1次国民健康づくり対策」実施 市町村保健センターへの栄養士の配置が定められる Ⓦ「アルマアタ宣言」発表
1980	55	Ⓦ「天然痘撲滅宣言」
1984	59	厚生省公衆衛生局栄養課が保健医療局健康増進栄養課に改組
1985	60	厚生省「健康づくりのための食生活指針」策定 「栄養士法」「栄養改善法」一部改正 管理栄養士国家試験制度化 都道府県知事指定集団給食施設への管理栄養士配置が定められる（施行は1988年）

資料編

243

西暦	和暦	事項
1986	61	Ⓦ **第1回ヘルスプロモーション会議開催** 「オタワ憲章」が採択。ヘルスプロモーションが定義される
1988	63	**厚生省「アクティブ80ヘルスプラン（第2次国民健康づくり対策）」実施**
1989	平成 元	**国立栄養研究所を国立健康・栄養研究所に改組** Ⓦ **「モントリオール議定書」発効** 特定フロン、ハロン、四塩化炭素などが全廃となる
1990	2	**厚生省「対象特性別健康づくりのための食生活指針」策定**
1993	5	**「環境基本法」制定**
1994	6	**「保健所法」を「地域保健法」に改正** **厚生省「健康づくりのための休養指針」策定** **基準給食制度を入院時食事療養制度に改変**
1995	7	**「栄養改善法」一部改正** **栄養表示基準制度創設（1996年施行）**
1996	8	**公衆衛生審議会「生活習慣に着目した疾病対策の基本的方向性について」意見具申** 成人病が生活習慣病に名称変更 Ⓦ **世界食糧サミット「ローマ宣言」**
2000	12	**厚生省「健康日本21（21世紀における国民健康づくり運動）」実施** **文部省・厚生省・農林水産省「食生活指針」策定** **「栄養士法」の一部改正** 管理栄養士の免許化と業務の明確化（2002年施行）
2001	13	**厚生省・労働省が厚生労働省に統合**
2002	14	**「健康増進法」制定** 翌年、同法施行に伴い旧法である「栄養改善法」が廃止される

西暦	和暦	事項
2005	17	**「健康フロンティア戦略」を策定** 健康寿命の延伸をめざして策定される **内閣府「食育基本法」制定** **「京都議定書」発効** 温室効果ガスの排出を規制するため、削減目標を定めた **「食事バランスガイド」策定**
2006	18	**厚生労働省「健康づくりのための運動基準・運動指針2006」策定** **厚生労働省「妊産婦のための食生活指針」策定** **内閣府「食育推進基本計画」策定**
2007	19	**「新健康フロンティア戦略」策定**
2008	20	**医療制度改革** 40〜74歳を対象にした特定健康診査・特定保健指導の義務化。特定保健指導は医師、保健師、管理栄養士が担うことが定められる
2009	21	消費者庁の設置
2011	23	**内閣府「第2次食育推進基本計画」策定**
2012	24	**「健康日本21（第二次）」策定**
2013	25	**「健康づくりのための身体活動基準2013」策定**
2014	26	**「健康づくりのための睡眠指針2014」策定**
2015	27	**「食品表示法」施行**　JAS法、食品衛生法、健康増進法の食品表示に関わる部分を統合
2016	28	**内閣府「第3次食育推進基本計画」策定** **文部省・厚生省・農林水産省「食生活指針」一部改定**
2021	令和3	**厚生労働省「妊娠前からはじめる妊産婦のための食生活指針」** 2006年の指針の対象に妊娠前の女性も含めた
2022	4	**「健康日本21（第二次）」最終評価**

よくでる人名

過去問に頻出の人名をまとめました。
業績と関連させて覚えておきましょう

全部覚えて得点アップをねらおう！！

アトウォーター	糖質、脂質、たんぱく質の生理的燃焼値を整数化したエネルギー換算係数を提唱。アトウォーター係数と呼ばれ、今日も用いられている
ウイリアムズ	ビタミンB₁を合成してチアミンと命名。パントテン酸を発見
ウィンスロー	公衆衛生を「地域社会の組織的な努力（organized community efforts）によって健康の保持増進を図る技術であり、科学である」と定義した
エイクマン	鶏の白米病（脚気）から未知の栄養素（のちのビタミン）の欠乏を推定
エムデンとマイヤーホフ	糖質の代謝過程である解糖系を発見
オズボーンとメンデル	各種アミノ酸の成長試験により、制限アミノ酸の概念を誕生させた
クヌープ	脂肪酸の分解過程であるβ-酸化を解明
クレブス	クエン酸回路（TCA回路）を発見
ケルダール	湿式窒素定量法を開発
コッホ	炭疽菌、結核菌、コレラ菌を発見
佐伯 矩（さえき ただす）	1914（大正3）年、東京芝区に自ら「栄養研究所」を開き、1920年に「国立栄養研究所」が設置された際には初代所長となる。日本栄養学の父といわれる
ジェンナー	天然痘の予防接種である種痘を考案。日本に伝わったのは江戸時代の末期である
志賀潔（しが きよし）	赤痢菌を発見
シュヴァン	胃液からペプシンを発見
シュブルール	トリグリセリド（トリアシルグリセロール、中性脂肪）が脂肪酸とグリセロールからなることを解明

ジョン・スノウ	ロンドンで発生したコレラの原因が水道水であると発表し、感染の拡大を防ぎ、疫学という概念を打ち立てた
鈴木梅太郎	米ぬかからビタミン B_1 をオリザニンとして抽出した
高木兼寛	明治時代、海軍軍医総監として脚気撲滅に奮闘。長期航海中の軍艦での兵食実験が有名で、兵食を工夫して、脚気の発症を防いだ
長与専斎	ヨーロッパの医療制度を視察し、1874（明治7）年に日本の医療制度の根幹となる「医制」を発布。そのなかで「衛生」という言葉を用いたといわれている
バンデューラ	1970年代に社会的認知理論（社会的学習理論）を提唱。代表的な概念には、モデリング学習（観察学習）と自己効力感、結果期待がある
フィシュバインとアイゼン	合理的行動理論（行動意志理論）を提唱。すべての行動はその行動をするための意志が存在しているという考え方が基礎となっている
フォルスター	ミネラルの栄養素としての重要性を提唱
プラウト	食物の栄養成分を糖質、脂質、たんぱく質の3つに分類
プロチャスカ	トランスセオレティカルモデル（行動変容段階モデル）で最も代表的な「5段階の変化ステージ」を提唱
フンク	抗脚気因子であるビタミン B_1 を分離して、ビタミン（vitamine）と名づけた
ペイヤンとペルソー	ジアスターゼ（別名アミラーゼ）を発見
ベルナール	膵臓のリパーゼを発見
ホプキンス	必須アミノ酸の生理的効果を確認
ラボアジェ	呼吸と燃焼が同じ現象であることを解明し、エネルギー代謝の基礎を築いた。「近代栄養学の父」と称されている
リービッヒ	食品中の窒素がたんぱく質に由来することを発見
リネン	生体内における脂肪酸の生合成経路を解明
ルブナー（ルブネル）	食事摂取による熱産生を見いだし、特異動的作用と命名
ローズ	必須アミノ酸のスレオニン（トレオニン）を発見。これにより必須アミノ酸の分類法が確定
ローゼンストックとベッカー	1950年代にヘルスビリーフモデル（保健信念モデル、健康信念モデル）を提唱。その基本は「本人が病気をどう感じているかという信念が重要である」としている
ワールブルグら	ペントースリン酸回路を発見

過去問題から学ぶ 応用力試験

管理栄養士国家試験の応用力試験は 30 問あります。試験問題では、個人または集団の身体状況、栄養状態、食環境等を踏まえ、管理栄養士として、栄養管理を実践するための知識や判断力が問われます。病院やクリニックで患者さんに栄養管理や栄養指導をするケース、自治体や保健所で地域の栄養・健康状況に合わせて栄養ケアプランを立案するケース、病院や各施設において給食管理をするケースなど、それぞれ立場の異なる管理栄養士がさまざまな課題に直面します。過去問題を参考にした、頻出事例や今後出題が予想されるテーマを扱ったオリジナル問題で、応用力試験の考え方を学びましょう。

応用力試験 1 │ 応用栄養学

M 産科・小児科クリニックの管理栄養士である。相談者は 1 歳 4 か月の男児と母親。初産の子で、体重 9.1kg。離乳食を食べさせているが、好き嫌いがあるようで、食べたものをときどき吐き出すことがある。栄養不足が心配になったことと、離乳食の完了期を迎えてどうすればよいかを管理栄養士に相談した。

問1　男児への離乳食の与え方で、最も適切なのはどれか。1 つ選べ。
(1) 離乳完了期は、1 日 3 回とし、母乳やミルクは一切与えない。
(2) 離乳完了期は、1 日 3 回とし、おかゆなどを中心に舌でつぶせる固さの食事にする。
(3) 離乳完了期は、1 日 3 回とし、歯ぐきで噛める固さの食事にする。
(4) 離乳完了期は、1 日 3 回とし、歯で噛める固さのもので、軟飯からご飯にしていく。
(5) 離乳完了期に入り、ほぼ大人と同じ食べものを与えてよい。

問2 魚や肉でたんぱく質を補充したい母親への対応で、最も適切なのはどれか。1つ選べ。

(1) 魚は白身魚、脂肪の少ない肉類でたんぱく質を摂れるようにしましょう。

(2) 魚や肉でなくても、卵や豆腐でたんぱく質を摂れれば問題ありません。

(3) 魚や肉を食べやすく小さく切って、咀しゃくの訓練も兼ねて食べさせましょう。

(4) 魚や肉はすり身にして、噛まずに食べられるものがよいでしょう。

(5) 魚や肉の味に親しめるように、少し濃いめの味つけにするとよいでしょう。

解答解説 ·· ➡ P.120

問1

正答 （3）

離乳完了期は 12 〜 18 か月頃と個人差が大きい。子どもの成長・発達の状態に合わせて、無理なく進めることが大切。1 歳 4 か月では奥歯がまだ生えそろっていないので、咀しゃく力が十分ではなく、食べものの大きさや固さに注意する（乳歯 20 本が生えそろうのは 2 歳 6 か月頃）。食べものを吐き出すのは噛みつぶせないから。歯ぐきで噛みつぶせる固さのものにする。歯で噛むような大人と同じ食べものはまだ早い。母乳やミルクは欲しがる場合は拒絶せず与えてよい。

問2

正答 （3）

好き嫌いをなくすため、魚や肉、卵、豆腐をまんべんなく与えるのがよい。味つけは薄味にする。離乳食の中期（7 〜 8 か月）以降は鉄の不足を補うため、魚は赤身に変え、脂肪の少ない肉類を取り入れる。魚や肉は中期ではすり身などにするが、完了期では歯ぐきで噛める固さのもので、食べやすく、飲み込みやすい小さいサイズにする。

T産科クリニックの管理栄養士である。患者は、妊娠22週の妊婦。29歳、身長154cm、体重58kg。非妊娠時の体重は52kg（BMI 21.9kg/m²）であり、標準体重は52kg。血圧150/96mmHgで、妊娠高血圧症候群と診断された。心不全や腎不全はみられない。この妊婦の栄養管理に関する記述で、最も適切なのはどれか。1つ選べ。

（1）エネルギー摂取量は、1,760kcal / 日とする。
（2）エネルギー摂取量は、1,950kcal / 日とする。
（3）たんぱく質摂取量は、40g / 日とする。
（4）動物性脂肪は、積極的に摂取する
（5）食塩摂取量は、3g / 日とする。

解答解説 ………………………………………………… ➡ P.116/240

正答 （1）

妊娠高血圧症候群は、妊娠20週以降、分娩後12週までに高血圧がみられるか、または高血圧にたんぱく尿を伴う場合とされる。軽症で拡張期血圧140mmHg以上もしくは収縮期血圧90mmHg以上、重症で160mmHg以上もしくは110mmHg以上で、この妊婦は軽症。妊娠高血圧症候群の病因は単一ではなく、妊娠によって生じる全身性の病的変化とされ、病因の1つは妊婦の生活環境や食生活で治療には栄養管理が重要。エネルギーコントロールを主体に、体重増加を生理的体重増加の範囲内に抑える。日本産科婦人科学会による基準で、非妊娠時のBMIが24以下の場合、30kcal ×標準体重＋200kcalをエネルギー摂取量とする。この妊婦では、1,760kcalとなる。通常、妊婦のエネルギー付加量は、妊娠中期（14週〜27週）で250kcal / 日だが、高血圧予防のため適用しない。たんぱく質制限の必要はなく、たんぱく質は1.0g / 標準体重kg / 日で、52g / 日が適切。塩分は1日7〜8g程度とし、必要以上に塩分制限を行って食欲を低下させることは禁忌である。脂肪の摂取は、魚油や植物性油脂に含まれる多価不飽和脂肪酸を多くし、飽和脂肪酸の多い動物性脂肪は控える。

H病院の管理栄養士である。患者は、CKD（慢性腎臓病）を患う男性。56歳、身長171cm、体重58kg、標準体重は64kg。eGFRは25mL/分/1.73m^{2}である。管理栄養士が食事療法を担当した。この患者の1日当たりの目標栄養量の組み合わせで、最も適切なのはどれか。1つ選べ。

	エネルギー （kcal/日）		たんぱく質 （g/日）		カリウム （mg/日）
(1)	1,400	——	35	——	1,500以下
(2)	1,500	——	40	——	1,500以下
(3)	1,800	——	40	——	1,500以下
(4)	2,000	——	45	——	2,000以下
(5)	2,200	——	60	——	2,000以下

解答解説 ・・・ ➡ P.73

正答　（3）

CKD診療ガイドラインによれば、ステージ1（GFR90以上）〜5（GFR15未満）のうち、eGFR25に相当するのはステージ4（GFR15〜29）。eGFRは推算糸球体ろ過量のこと。CKDの食事療法基準によれば、ステージ4では次のようになる。

　エネルギー　25〜35（kcal/kgBW/日）
　たんぱく質　0.6〜0.8（g/kgBW/日）
　カリウム　　1,500（mg/日）以下
　食塩　　　　3〜6（g/日）未満

基本的に体重は標準体重（BMI=22）を用いて計算する。この患者は標準体重64kgなので、エネルギーは1,600〜2,240kcal、たんぱく質は38.4〜51.2g/日、カリウムは1,500mg/日以下となる。ステージ3以上では、たんぱく質の摂取制限は有効である。

F病院の管理栄養士である。患者は、COPD を患う男性、年齢は67歳。自宅で呼吸困難となり、F病院に緊急入院した。入院後は、気管支拡張剤などを投与し、酸素療法を行っている。

入院時、患者は身長168cm、体重52kg、BMIは18.4kg/m²。血圧130/90mmHg、心拍数131回/分、血清アルブミン値3.7g/dL。なお、安静時エネルギー消費量は1,380kcal/日である。

問1 COPD の病態に関する記述である。最も適切なのはどれか。1つ選べ。

(1) 1秒率は、70%以上になる。
(2) 除脂肪体重は、増加する。
(3) 二酸化炭素の排出量は、増加する。
(4) 動脈圧酸素分圧は、上昇する。
(5) 骨密度は低下する。

問2 この患者の1日当たりの必要エネルギー量とたんぱく質量について、最も適切なのはどれか。1つ選べ。

(1) 1,200kcal で、低たんぱく質にする。
(2) 1,380kcal で、低たんぱく質にする。
(3) 1,800kcal で、高たんぱく質にする。
(4) 2,100kcal で、高たんぱく質にする。
(5) 2,400kcal で、低たんぱく質にする。

解答解説

問1

正答 (5)

COPD（慢性閉塞性肺疾患）の原因はほとんどが喫煙で、気管支に炎症が起き、気管支壁が肥厚して気道が細くなり、呼吸しづらくなる。さらに気管支が枝分かれした先の小さな袋である肺胞が破壊され、肺胞の伸縮ができなくなると、酸素の取り込みや二酸化炭素を排出する

機能が低下する（肺気腫）。1秒間に排出できる呼気量を努力性肺活量で除した1秒率は、70％未満に低下する。酸素の取り込み量が低下すれば、当然、動脈血酸素分圧は低下する。日常的な活動量は減り、筋肉量も減少、除脂肪体重は減少する。活動低下で骨への負荷が減り、骨密度も低下する。やせや骨粗鬆症はCOPDの合併症の1つ。

COPDの診断基準は、

　　1．スパイロメトリーで1秒率が70％未満であること
　　2．他の閉塞性肺疾患を除外できること

1かつ2であることでCOPDと診断できる。そのためには胸部X線検査や胸部CT検査が有効。他の閉塞性肺疾患とは、気管支喘息、肺がん、間質性肺炎、肺結核など。

また、動脈血液ガス分析は、動脈の血液中の酸素濃度や二酸化炭素濃度を調べることで肺の酸素取り込み能力や二酸化炭素排出能力がわかり、COPDの診断に有効である。血液中の酸素濃度（SpO_2）を調べるパルスオキシメーターは、指などに装着して皮膚を通じて簡単に測定できるので、COPDの患者にとって有力な助けとなる。SpO_2は健康な人では標準値は96〜99％だが、COPDでは酸素量が多すぎると二酸化炭素を身体に貯留させるので96％以下でも酸素吸入の必要はなく、90％未満では酸素吸入が必要となる。

問2

正答　（4）

COPD患者は、呼吸回数も多く、炎症もエネルギーを消費するため、通常よりエネルギー消費量が大きく、高エネルギー、高たんぱく質が栄養療法の基本となる。日本呼吸器学会COPDガイドラインでは、安静時エネルギー消費量の1.5倍のエネルギー量を推奨している。この患者では2,070kcalに相当する。COPDの患者は運動量が低下し筋肉量も減少するため、たんぱく質補充が必要。血清アルブミン値の基準値は、4.1〜5.1g/dLなので、3.7g/dLはやや栄養不足である。また、筋肉の維持には分枝アミノ酸（BCAA）の摂取もよい。

G 病院に勤務する管理栄養士である。患者は 65 歳の男性で、身長 168cm、体重 67kg。C 型慢性肝炎から症状が進行し、代償期の肝硬変となり、通院治療を続けていたが、全身倦怠感など体調不安を覚えて受診。主治医から栄養管理を依頼された。血小板数は 10 万/μL（基準値は 20 万/μL 以上）と低い。まだ黄疸や腹水は見られない。この患者の栄養管理で、最も適切なものはどれか。1 つ選べ。

(1) エネルギー量 1600kcal/日、たんぱく質 50g/日が目安。
(2) 脂肪制限を徹底し、脂肪の摂取量を 35g/日以下とする。
(3) 食塩は無理に制限する必要はなく、8 ～ 10g/日以下が目安。
(4) 便秘予防のため、水溶性食物繊維、オリゴ糖などを補給する。
(5) 1 日 3 度の食事を定時に摂り、夜食は避ける。

解答解説 ··· ➡P.70～71

正答 （4）

肝硬変前期である代償期では、十分なエネルギー補給が必要で、耐糖能異常を示す場合があることを考慮し、25 ～ 30kcal/kg/日が目安。この患者の場合は 1700 ～ 2000kcal/日ほど必要になる。たんぱく質は 1.2 ～ 1.3g/kg/日が目安で、80 ～ 90g/日ほど必要（非代償期で高アンモニア血症が見られるようなら 30g/日に制限。アンモニアは脳に障害をもたらす）。食事は夜食も含めて 1 日 4、5 回に分割することが望ましい。夜食は LES 食と呼ばれ 200kcal 程度、翌朝まで飢餓状態になるのを防ぐ意味から必要。脂肪摂取については、黄疸が認められれば 40 ～ 50g/日に制限するが、黄疸がなければ総エネルギーの 20 ～ 25%が目安。2000kcal なら 400 ～ 500kcal で、45 ～ 55g/日となる。食塩は、代償期で 6g/日以下、非代償期で 5g/日以下が目安。腹水、浮腫が見られる場合は、特に制限が必要。

肝硬変では便秘は高アンモニア血症の誘因となるため、水溶性食物繊維、オリゴ糖、難消化性のラクチュロースなどを補給して便秘を予防する。非代償期では便通コントロールがさらに重要となる。

T市の健康増進課に勤める管理栄養士である。T市の健康増進プランの策定を担当することになった。T市の人口は5万人、勤労世代の特徴として国民健康保険加入者の割合が他の自治体と比較して高い。T市の45～65歳の昨年の主要死因と死亡者数は次のとおりである。

死因	死亡者数
悪性新生物	125人
心疾患	150人
脳血管疾患	120人

T市住民の特性を考えた健康増進プランでの重点的な取り組みである。最も適切なのはどれか。1つ選べ。

(1) 学校と連携して、健康づくりの標語を募集する。
(2) ボランティアの協力を得て、栄養教室を開催する。
(3) 保険者と連携して、特定健康診査を受診しやすい時間に変更する。
(4) 企業と連携して、休日に健康イベントを開催する。
(5) 健康問題の講演会を休日に市で開催する。

資料編

解答解説

正答 (3)

日本人の死因別の死亡者数の1位は悪性新生物で、2位は心疾患、3位は老衰、4位が脳血管障害である（2022年）。T市は心疾患が、がんの死亡者数より多いのが特徴。メタボリックシンドロームや高血圧など、生活習慣病を防ぐプランをつくる。(1)の学校との連携は45～65歳の直接的な取り組みとはいえず、(2)のボランティアの協力を得ることも、直接的ではなく市民の間接的な取り組みである。T市に国民健康保険加入者（自営業者や農林水産業者など）が多いことから(4)の企業との連携、(5)の休日の講演会も、この年代への重点的な取り組みとはいえない。(3)の住民の多くに特定健康診査を受診させやすくすることは生活習慣病の早期発見、早期治療につながるので、直接的取り組みとなる。

K社の社員食堂に勤務する管理栄養士である。食堂の減塩メニューの利用者を増やすため、ナッジのフレームワークである「EAST」を用いて取り組みを考えた。EはEasy、AはAttractive、SはSocial、TはTimelyである。効果的な取り組みとして、最も適切なものはどれか。1つ選べ。

(1) すべてのメニューを減塩メニューにする。
(2) 減塩メニューを「数量限定」と書いて販売する。
(3) 日替わり定食の主菜だけを減塩メニューにする。
(4) 減塩メニューに「高血圧の方におすすめ」と書く。
(5) 健診の案内に合わせて、減塩メニューのキャンペーンを打つ。

解答解説 ••

正答 (5)

ナッジ(nudge)とは、「軽くつつく、行動をそっと後押しする」という意味の英語で、その名を冠した理論。ビジネスや行政の現場で、費用のかかるインセンティブや行動の強制をせずに、小さなきっかけから行動変容を促す戦略・手法である。フレームワークの「EAST」に当てはめながら考える。

(1)のすべてのメニューを減塩メニューにするのは費用や手間から考えてふさわしくないうえに、社員に対して強制にもなる。(2)のメニューに「数量限定」と書くのは、注意を引くにはよいが、メニューの魅力の訴求とはならない。(3)は手間は少ないが、減塩を意識した行動変容には結びつきにくい。(4)は、減塩メニューの魅力を訴えるには当たり前すぎて効果的な取り組みとはいえない。(5)は、Timelyというべきぴったりのタイミングで、健診の案内から健康意識が刺激され、減塩メニューへの関心が高まる。

索引

● 法改正・正誤等の情報につきましては、下記「ユーキャンの本」
　ウェブサイト内「追補（法改正・正誤）」をご覧ください。
　https://www.u-can.co.jp/book/information

● 本書の内容についてお気づきの点は
・「ユーキャンの本」ウェブサイト内「よくあるご質問」をご参照ください。
　https://www.u-can.co.jp/book/faq
・郵送・FAXでのお問い合わせをご希望の方は、書名・発行年月日・お客様
　のお名前・ご住所・FAX番号をお書き添えの上、下記までご連絡ください。
【郵送】〒169-8682 東京都新宿北郵便局 郵便私書箱第2005号
　　　　ユーキャン学び出版　管理栄養士資格書籍編集部
【FAX】03-3378-2232
◎より詳しい解説や解答方法についてのお問い合わせ、他社の書籍の記載内
　容等に関しては回答いたしかねます。

● お電話でのお問い合わせ・質問指導は行っておりません。

● 装丁　荒川 浩美（ことのはデザイン）

2025年版 ユーキャンの管理栄養士 これで OK！要点まとめ

2013年9月13日　初　版　第 1 刷発行
2024年7月19日　第12版　第 1 刷発行

編　者　　ユーキャン管理栄養士試験研究会
発行者　　品川泰一
発行所　　株式会社 ユーキャン 学び出版
　　　　　〒151-0053 東京都渋谷区代々木1-11-1
　　　　　Tel 03-3378-2226
編　集　　株式会社 桂樹社グループ
発売元　　株式会社 自由国民社
　　　　　〒171-0033 東京都豊島区高田3-10-11
　　　　　Tel 03-6233-0781（営業部）

印刷・製本　カワセ印刷株式会社

※落丁・乱丁その他不良の品がありましたらお取り替えいたします。お買い
　求めの書店か自由国民社営業部（Tel 03-6233-0781）へお申し出ください。

©U-CAN,Inc. 2024 Printed in Japan ISBN 978-4-426-61588-8